REPRODUCTION FIDÈLE

des discussions qui ont eu lieu

SUR LA LITHOTRIPSIE

ET LA TAILLE,

A l'Académie royale de médecine en 1835

A L'OCCASION

D'UN RAPPORT DE M. VELPEAU SUR CES DEUX OPÉRATIONS.

REPRODUCTION FIDÈLE

DES DISCUSSIONS QUI ONT EU LIEU

SUR LA LITHOTRIPSIE

ET LA TAILLE,

A l'Académie royale de Médecine en 1835,

A L'OCCASION

D'UN RAPPORT DE M. VELPEAU SUR CES DEUX OPÉRATIONS,

SUIVI

DE LETTRES SUR LE MÊME SUJET; D'UNE COMPARAISON ENTRE LA MÉTHODE ANCIENNE ET LA MÉTHODE ACTUELLE DE BROIEMENT DES CALCULS; D'UN COUP-D'OEIL SUR L'INSTRUMENT DE JACOBSON, ET DE QUELQUES OBSERVATIONS DE LITHO-TRIPSIE ET TAILLE.

PAR M. P. DOUBOVITZKI,

Médecin russe.

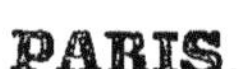

PARIS.

IMPRIMERIE DE DUCESSOIS,

Quai des Augustins, 55.

—

1835.

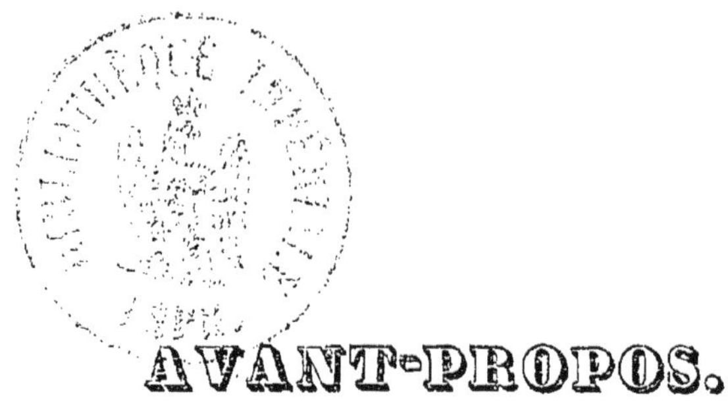

AVANT-PROPOS.

Lorsque les discussions de l'Académie ont été terminées, je me suis décidé à les rassembler et à les publier principalement pour des étrangers et mes compatriotes qui n'ont pas eu le bonheur d'assister à ces discussions. Pendant que sans me hâter je continuais ce travail, j'appris que M. J.-B. Baillière les avait déjà publiées; mais cette publication, loin de me décourager, m'engagea à continuer avec encore plus de zèle mon entreprise, car l'ouvrage de M. Baillière rédigé par M. Velpeau, est fait dans le but de déprécier la lithotritie. Il y a beaucoup de citations dans lesquelles la vérité est altérée; en voici une preuve :

Il s'engagea une lutte au sein de l'Académie entre l'ancienne chirurgie en faveur de la taille, et la chirurgie moderne en faveur de la lithotritie. Pendant ce temps, lorsque tous les esprits étaient occupés de cette question, on vînt communiquer deux faits : M. Souberbielle a annoncé à l'Académie la taille qu'il a pratiquée à l'hôpital de la Faculté ; et M. Roux a fait connaître à l'Académie l'opération d'une lithotritie faite par lui. Le triomphe de la lithotritie fut complet, l'opération et la guérison du malade étaient proclamées en même temps ; la taille succomba, le malade est mort. Supposez le contraire : qu'aurait-on dit si les lithotriteurs avaient voulu cacher un semblable désastre ? Ne se serait-on pas récrié de toutes parts ? La lithotritie triompha dans l'application, dans la pratique, dans l'expérience, on l'a cachée ; elle triompha dans les discussions, dans la théorie, on l'a dénaturée... Que les amis de la vérité comparent mon ouvrage fait sur des documens authentiques, avec l'ouvrage ayant pour titre, *Rapport et discussions sur la taille et la lithotritie,* fait dans le but de déprécier cette dernière opération, et ils verront et sauront plus que je ne pourrais dire, car je ne veux point m'étendre davantage sur ce sujet.

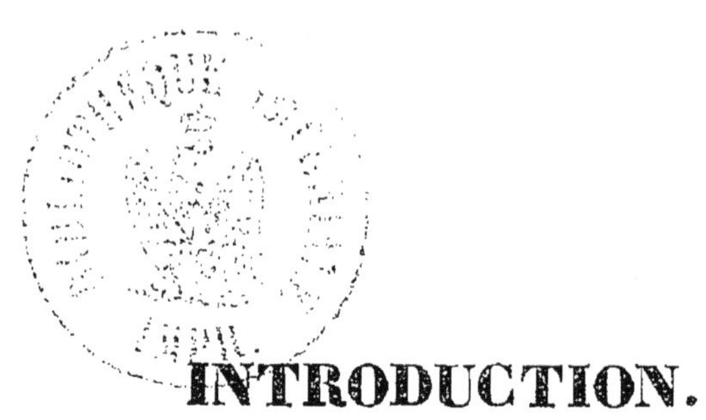

INTRODUCTION.

Pendant un séjour de huit mois que j'ai fait à
Paris, j'ai appris la lithotripsie ; j'ai assisté aux
opérations de broiement faites par les chirurgiens
les plus distingués dans cette partie, principalement par MM. Amussat et Leroy d'Étioles. Je
n'ai qu'à me louer de toute la bienveillance avec
laquelle j'ai été accueilli par eux, et de la bonté
qu'ils ont eue pour moi en me communiquant les
principes et les règles d'après lesquels ils agissent, et je leur réitère ici l'expression d'une re-
connaissance que je conserverai pendant toute
ma vie.

J'ai assisté aussi aux discussions qui ont eu lieu
à l'Académie de Médecine sur la valeur comparative de la lithotripsie et de la taille. L'attaque
faite par M. Velpeau contre cette opération m'a
rempli d'étonnement. Je croyais que ce chirurgien donnerait des preuves satisfaisantes de l'opi-

nion qu'il proclamait à l'Académie, contre cette nouvelle conquête de la chirurgie moderne; cependant mon attente fut vaine. M. Velpeau ne s'est exercé qu'à son genre d'argumentation; il s'est joué des paroles, des expressions, et c'est ainsi qu'il pensait sans doute porter la conviction dans les esprits? Mais il s'est trompé : l'impression momentanée passe et la vérité se présente alors dans tout son jour. Il est allé bien plus loin, en faisant sur le passé une statistique fausse pour appuyer sa cause injuste, il est venu demander à l'Académie l'autorisation de faire des essais comparatifs sur la valeur réelle de la taille et de la lithotripsie, en exposant inutilement la vie des malades. Quelle foi aurait-on pu ajouter à cette statistique?

Si M. Velpeau s'était arrêté là du moins, je n'aurais rien dit; mais il est allé bien plus loin. Je ne comprends pas comment il a pu laisser imprimer sous sa direction et presque sous ses yeux, l'ouvrage connu sous le nom de *Rapport et discussions sur la taille et la lithotritie* (1). Combien de passages y sont omis dès qu'ils prouvent quelque chose pour la lithotritie; d'autres sont tout-à-fait changés; et dès qu'on a eu besoin de prouver quelque chose en faveur de la taille, on a omis, changé et même composé. Enfin, l'on est venu dire que c'est un sténographe

(1) Voyez le n° 29 du *Journal hebdomadaire*, à l'avis de l'éditeur.

qui a recueilli ces discussions : pour ce qui me concerne, je le nie complètement; je sais seulement que ce livre n'est pas publié sur des documens authentiques, et qu'il n'est pas écrit dans l'esprit de la vérité. La séance du 9 juin manque entièrement.

Avant de quitter Paris, je me suis décidé à publier tout ce que j'avais observé de plus important sur la lithotripsie et la taille, pendant que j'habitais cette ville ; eu publiant ce livre, j'accomplis mon désir.

Cet ouvrage se compose de cinq parties.

La Ire contient les discussions académiques et les lettres qui s'y rapportent; elles sont imprimées d'après des documens authentiques. Partout j'ai mis des citations pour indiquer les sources dans lesquelles j'ai puisé ces discussions.

La IIe partie consiste dans un rapport de M. Samson, sur un travail de M. Souberbielle, qui traite également de la lithotritie et de la taille ; il est assez remarquable sous plusieurs points de vue.

La IIIe est une comparaison de la lithotripsie par l'instrument percuteur à deux branches avec la lithotritie par l'instrument à trois branches : j'y ai parlé aussi des règles d'après lesquelles on agit dans l'une et l'autre méthode.

La IVe partie contient la description d'une lithotritie faite par M. Velpeau, avec l'instrument de Jacobson et quelques réflexions sur cet instrument.

La Ve renferme différentes observations de lithotripsie et de taille que j'ai recueillies pendant mon séjour à Paris, et quelques observations de lithotripsie dont il a été question à l'Académie.

RAPPORT DE M. VELPEAU

SUR

LA LITHOTRIPSIE

CHEZ LES ENFANS EN BAS AGE,

PAR M. LEROY.

—

Séance du 28 avril 1835.

Messieurs, l'Académie nous a chargés M. Sanson et moi, de vous faire un rapport sur un travail de M. Leroy ayant pour titre : *De la lithotripsie chez les enfans.*

Dans ce mémoire l'auteur commence par prouver, à l'aide d'observations qui lui sont propres, que la possibilité de soumettre les enfans à la lithotritie est depuis long-temps un fait démontré, et qu'on a eu tort de l'annoncer récemment comme une pratique nouvelle. Les observations qu'il rapporte sont au nombre de cinq, toutes concernant des enfans âgés de moins de six ans.

Le premier de ces enfans, âgé de quatre ans, fut opéré à l'hôpital de la Faculté en 1828. La pierre avait

1

près d'un pouce de diamètre. Quoique fragile, elle exigea six séances. Des fragmens de cette pierre s'arrêtèrent à deux reprises dans l'urètre, et causèrent beaucoup de souffrance au petit malade, qui s'est d'ailleurs très bien rétabli. MM. Bougon, Ribail, Velpeau, avec un grand nombre d'élèves, ont été témoins de cette opération.

Chez le deuxième enfant, qui était âgé de cinq ans et dont le calcul offrait le même volume à peu près que dans le cas précédent, cinq séances suffirent.

Le troisième souffrait depuis un an. Sa pierre, du volume d'une aveline environ, partiellement engagée dans l'urètre, fut repoussée et brisée avec la pince à trois branches. Un des fragmens de ce calcul parvint le lendemain au-devant de la prostate et causa de vives douleurs. Deux jours après un nouveau fragment arrêté de la même manière, ramena les mêmes accidens. On eut une peine infinie à le repousser, puis à l'écraser. L'indocilité de l'enfant, qui cessa alors de souffrir, ne permit pas de s'assurer absolument de la guérison par le cathétérisme.

Le quatrième malade, opéré par M. Leroy, était âgé de quatre ans, et d'une docilité admirable. La pierre, d'ailleurs très petite, fut broyée deux fois avec facilité. A la troisième séance, il resta un fragment de la pince dans la vessie, et l'auteur, qui seul s'en aperçut, eut le bonheur de le retirer quelques jours après au moyen d'une nouvelle pince. Une portion de la pierre s'engagea du même coup dans l'urètre et ne put être repoussée d'abord. M. Dupuytren, qui parvint cependant à la faire rentrer, et dans le service duquel l'enfant se trouvait placé, résolut dès-lors de recourir à la taille bilatérale, qui eut un plein succès.

Le cinquième cas enfin, concerne un enfant âgé de trois ans, dont le calcul, du diamètre de trois à quatre lignes, fut saisi et brisé en une seule séance.

Ces faits, dit M. le rapporteur, prouvent sans réplique que la lithotritie est possible dans l'âge le plus tendre; mais prouvent-ils qu'alors elle doive être préférée à la taille? En séparant, comme on devrait toujours le faire, la possibilité de l'utilité, M. Leroy décide cette question par la négative, excepté pour les cas dans lesquels on s'est assuré du petit volume de la pierre. Sous ce rapport nous partageons entièrement son avis. Chez les enfans la taille expose à peine aux hémorrhagies, à la blessure du rectum, aux infiltrations, à la péritonite, à la cystite, et ne réclame que quelques secondes pour débarrasser le malade. Le broiement, au contraire, se présente ici avec toutes ses difficultés. Un calcul d'un pouce de diamètre n'exigera pas moins de huit à dix séances, de plus en plus fatigantes et douloureuses. L'urètre des jeunes sujets ne permet pas d'employer de forts instrumens lithotriteurs, et nécessite un écrasement très minutieux de la pierre. La vessie, plus contractile, chasse avec force les fragmens dans le canal excréteur, où ils s'arrêtent fréquemment de manière à donner beaucoup d'inquiétudes. Enfin les souffrances sont si vives et si prolongées, qu'on est obligé d'employer la force pour maintenir le malade à chaque séance.

Il suffit, au surplus, de se rappeler les propres observations de M. Leroy, pour être convaincu que dans l'enfance, la taille a véritablement moins d'inconvénient que la lithotritie.

Oserai-je ajouter, Messieurs, que dans son ensemble le broiement de la pierre mérite infiniment moins d'éloges qu'on ne lui en accorde généralement aujourd'hui? Les esprits sont trop prévenus en sa faveur; les prétendues merveilles et le prestige dont on a su l'entourer, ont, je le sais, trop complètement ébloui le public et la plupart des médecins, pour qu'on puisse espérer de le réduire maintenant à sa juste valeur.

Peut-être même le peu de mots que je viens de hasar-
der, ont-ils déjà indisposé contre moi quelques hommes consciencieux. Cependant, étonnée de nos illusions, la postérité n'hésitera pas, ou je me trompe fort,
à porter sur cette invention un jugement encore plus
sévère que le mien. Il serait donc peu conforme à la
haute raison de notre époque, qu'aucun chirurgien
n'eût au moins le courage, de proclamer une pareille
opinion au sein de l'Acedémie, elle, qui doit tout entendre, tout examiner, tout juger avec calme, et ne
jamais s'en tenir à de simples apparences.

La société, abusée par des annonces fastueuses, a
d'ailleurs besoin d'être éclairée à cet égard. D'un côté,
on a grossi comme à plaisir les dangers de la taille ; de
l'autre, on a considérablement exagéré l'innocuité de
la lithotritie. Enfin, quand on a tenté de comparer les
deux opérations entre elles, on a constamment évité
de les placer dans des conditions analogues.

Il y avait une première manière d'apprécier la valeur relative de la lithotritie, c'était de voir, s'il suc-
combe positivement moins de calculeux depuis, qu'il
n'en mourait avant son invention ; mais personne n'a
daigné s'engager sur ce terrain. Le travail de M. Blandin (1), qui seul l'a osé, prouve déjà, que sous ce point

(1) Parallèle entre la taille et la lithotritie. Paris, 1834, in-8°. Pour ce
qui concerne l'ouvrage de M. Blandin, je ferai remarquer, que, quoique ce
chirurgien ait fait un essai comparatif de la taille et de la lithotritie, son
travail avait pour objet principal la lithotritie par perforations successives.
Après avoir exposé l'histoire de l'une et de l'autre opération, il indique tous
leurs accidens, et les appuie sur des faits, sur des exemples. Enfin pour
montrer le résultat de la lithotritie, il dit que « si l'on réunit les faits tirés
» de l'ouvrage de M. Bancal, des rapports de MM. Larrey et Double sur
» des comptes rendus de l'hôpital Necker par M. Civiale en 1834 et 1833,
» et des mémoires de M. Heurteloup sur la percussion, on aura un nom-
» bre de 124 calculeux, opérés pour la plupart par la lithotritie, et sur
» lesquels on compte 86 guérisons, 30 morts et 8 individus qui n'ont pas
» été débarrassés de la pierre, de telle sorte qu'ici la proportion des revers
» aux succès se trouve être, en laissant de côté les individus qui n'ont pas
» été débarrassés, de 1 à moins de 3. » (Page 161.) Mais M. Blandin, ne

de vue l'expérience témoigne incontestablement en faveur de la taille. Un autre moyen peut-être encore plus
décisif, reste pourtant à invoquer; mais les partisans
exclusifs de la lithotritie ne le voudront pas : ce serait
de placer dans le même établissement un certain nombre
de sujets affectés de la pierre, et se trouvant autant que
possible dans les mêmes conditions d'âge , de constitution , de santé générale , de volume et de composition
de cacul, d'altérations du côté des voies urinaires , de
bonnes ou mauvaises dispositions morales; puis d'en traiter la moitié par la taille , et l'autre moitié par la lithotritie, en ayant soin en outre que les uns et les autres
fussent opérés par des hommes également habiles et de
bonne foi. Le résultat alors serait en effet péremptoire , et résoudrait définitivement la question , tandis
que les épreuves annoncées jusqu'ici sont réellement
incapables de convaincre les esprits réfléchis.

Ce qui a donné tant d'importance à la lithotritie
aux yeux du monde, c'est la peur de l'instrument
tranchant; c'est là ce qui a fait également la fortune
des caustiques , du *cura famis*, de la compression dans
le traitement des cancers, des antiphlogistiqnes, des
sangsues et des divers topiques préconisés contre la
tumeur et la fistule lacrymales, etc.

s'étant pas prononcé au sujet de la *lithotritie par percussion*, laisse la
question indécise ; c'est pourquoi je ne comprends pas, pour quelle raison
M. Velpeau a prétendu que, *le travail de M. Blandin, qui seul l'a
osé, prouve déjà, que sous ce point de vue l'expérience témoigne incontestablement en faveur de la taille.* C'est contraire à l'opinion de
M. Blandin, qui a bien remarqué la différence des deux méthodes de lithotritie; voici ses paroles : « Il paraît cependant qu'il y a entre elles (les per-
» forations successives et le broiement par percussion) une grande diffé-
» rence sous le rapport des résultats , car, tandis que M. Civiale (rapport
» de M. Double) ne guérit avec la première méthode que 27 malades sur
» 43 qu'il broie , M. Heurteloup en guérit au contraire 37 sur 38. Si de
» semblables résultats restent constans, *si l'observation ultérieure,
» comme tout le fait espérer, est conforme sous ce rapport à l'obser-
» vation d'aujourd'hui, la lithotritie aura laissé bien loin d'elle la
» lithotomie.* » (Page 164 et 165.)

Dans la lithotritie, est-ce la douleur que l'on prétend éviter? Mais l'opération de la taille en cause infiniment moins. Il en est de même pour la durée de l'opération, pour les chances de récidives, etc. Si donc la lithotritie est une conquête heureuse de la chirurgie moderne, elle n'en restera pas moins, comparée à la lithotomie, une méthode simplement exceptionnelle, lorsque la raison humaine permettra de la resserrer dans ses limites naturelles. Non-seulement chez les enfans, mais encore chez les adultes, elle expose à plus d'inconvéniens que la taille, toutes les fois que le calcul offre une grande dureté, dépasse le volume d'une grosse noix, toutes les fois que les organes urinaires sont malades, que le sujet est très irritable, et que le malade n'a pas une grande répugnance pour cette dernière opération.

C'est là une opinion qui m'est propre au surplus, et que je n'entends imposer à personne. Je prévois même par le murmure improbateur que vos esprits ont peine à contenir en ce moment..... (*Rire général.* En effet, l'académie observait en ce moment un silence inaccoutumé, M. Velpeau rit lui-même, puis il reprend) : *Je prévois le sort qui l'attend aujourd'hui ; mais, convaincu que l'avenir la justifiera, je n'ai pas craint de l'émettre, et de venir en prendre acte devant l'élite de la médecine française dix ans plutôt, qu'il ne faudrait pour la faire adopter pleinement* (1).

(1) Ce passage est entièrement conforme avec la *Gazette médicale de Paris*, n° 18, 1835, page 285, et la *Lancette française*, n° 55 de l'an 1835, page 218, les deux seuls journaux dans lesquels le rapport de M. Velpeau est inséré complètement ; il est aussi conforme avec le procès-verbal et le *Réformateur* n° 240. Il ne m'était donc guère possible de savoir, dans quelle source a été puisé le même passage inséré dans l'ouvrage connu sous le nom de *Rapport et discussions sur la taille et la lithotritie*, pages 13 et 14, dans les termes suivans : « Je prévois, dis-je, » par le murmure improbateur que vos esprits ont peine à contenir » en ce moment, et par le mot paradoxe, que je vois sur toutes les lè- » vres dans cette enceinte, le sort qui l'attend aujourd'hui ; mais, con-

Quant au travail de M. Leroy, qui concourt à forti-
fier cette opinion, et qui est rédigé avec toutes les
apparences de la bonne foi, nous croyons devoir vous
proposer de l'insérer dans les fascicules des mémoires
de l'académie, et d'adresser des remercîmens à l'auteur.

Signé : Sanson, Velpeau (rapporteur).

M. Amussat. — Messieurs, le langage que vous
venez d'entendre est tellement étrange, que je ne puis
m'empêcher de m'élever contre, avec force. Dans l'état
actuel des choses, pour quiconque a été témoin des
suites déplorables qu'entraîne si souvent la taille, c'est
un devoir de conscience de repousser des accusations
aussi peu fondées contre une opération, qui peut pré-
venir tant de malheurs. La séance est trop avancée pour
traiter cette question avec toute l'étendue qu'elle mérite; je demande donc que la discusion soit renvoyée à
la séance prochaine.

Aucune réclamation ne s'élevant contre cette proposition, elle est mise aux voix et adoptée à l'unani-
mité (1).

Séance du 5 mai 1835.

L'ordre du jour est la discussion du rapport de
M. Velpeau sur la lithotritie; mais M. Velpeau étant
absent, un vif débat s'engage sur l'ordre des travaux.
M. Sanson demande à lire un rapport qui a trait également à la lithotritie. M. Kerandren réclame la parole
pour un rapport demandé par le gouvernement; enfin
M. Velpeau arrive, et l'Académie décide qu'on suivra
l'ordre du jour.

» vaincu que l'avenir la justifiera, je n'ai pas craint de l'émettre, et d'en ve-
» nir prendre acte devant l'élite de la médecine française, dix ans plus tôt
» *peut-être* qu'il ne faudrait pour la faire adopter pleinement. » Je m'é-
tonne beaucoup qu'on ait voulu mitiger par un *peut-être*, l'opinion que
M. Velpeau lui-même a bien voulu émettre avec une affirmation complète
et sans aucun doute.

(1) J'ai déjà indiqué dans la note précédente, les sources où j'ai puisé
tout ce qui regarde cette séance.

Une autre difficulté se présente, M. Velpeau demande, s'il ne conviendrait pas de scinder son rapport en deux parties, de voter d'abord tout ce qui regarde le travail de M. Leroy, pour livrer ensuite à la discussion les opinions que contient la seconde partie et qui lui sont personnelles.

M. Gérardin. — Il y aurait donc dans ce rapport une partie qui serait l'ouvrage de la commission, et une autre propre à M. Velpeau. Mais nous sommes ici pour discuter les travaux des commissions, et non pas l'opinion personnelle de tel ou tel membre.

M. Sanson. — La commission se composait de M. Velpeau et de moi. Or, j'ai lu le rapport, je l'ai signé ; je réclame même contre le mot d'opinion personnelle émis par M. Velpeau ; car cette opinion est aussi la mienne, et j'approuve tout dans le rapport, excepté peut-être la proposition de tenter comparativement la taille et la lithotritie sur un égal nombre de calculeux.

M. Delens. — Il faut ici rétablir un fait ; c'est que les commissions ne répondent jamais que des conclusions d'un rapport ; le reste est l'œuvre du rapporteur. Ainsi, quand bien même M. Sanson n'approuverait pas le rapport, il n'en devrait pas moins être discuté, comme précédant essentiellement les conclusions.

L'Académie paraît partagée en diverses opinions ; les uns demandent, que l'on vote seulement sur les conclusions ; M. Velpeau relit ses conclusions qui sont adoptées. D'autres voix demandent une seconde lecture du rapport même pour le discuter. Enfin M. Velpeau a la parole pour relire la seconde partie du rapport, où il met en doute les avantages qu'on accorde aujourd'hui à la lithotritie.

La discussion est ouverte, M. Amussat a la parole (1).

M. Amussat. — Messieurs, j'étais inscrit dans la der-

(1) Ce qui précède est extrait du n° 19 de la *Gazette médicale de Paris*, 1835, page 300.

nière séance, pour présenter à l'Académie les derniers instrumens que j'ai perfectionnés dans le but de simplifier encore la lithotripsie.

Les rapports sur d'autres sujets ayant occupé toute la séance, et le dernier, celui de M. Velpeau, renfermant précisément un véritable manifeste contre cette opération, je vous demande la permission de vous lire quelques pages en réponse à l'attaque intempestive, dirigée par ce chirurgien contre la lithotripsie.

Dans la dernière séance à l'Académie, à l'occasion d'un rapport qu'il faisait sur la lithotripsie chez les enfans, M. Velpeau a trouvé convenable de faire une étrange sortie contre cette opération au moment où elle triomphe de toute part de la routine et du préjugé, qui s'opposent malheureusement trop souvent à l'essor des innovations même les plus utiles à l'humanité.

Je viens protester hautement contre les dangereuses erreurs, que M. Velpeau a gratuitement avancées sur la lithotripsie. Je réclame l'indulgence de l'Académie pour cette note tracée à la hâte, et je la remercie d'avoir ajourné la discussion du rapport de M. Velpeau, pour laisser débattre une question si importante.

Dans l'état actuel de la science, la lithotripsie est aussi simplifiée que possible, mais cette opération demande une étude à part; elle ne s'apprend pas aussi vite que les opérations sanglantes, elle réclame une attention spéciale, une grande dextérité et une patience à toute épreuve; c'est un art tout entier, et un art difficile dans son application.

La lithotripsie exige un soin particulier, de la bonne volonté, et j'oserai le dire, il faut aimer une opération pour la pratiquer avec succès. Beaucoup de chirurgiens, on le sait, n'ont pas une grande affection pour elle; ils ne la font ou ne la laissent faire qu'à contrecœur, aussi les calculeux n'abondent pas dans les hôpitaux, et ils ont tort de s'en plaindre, car c'est leur faute.

Sans doute la lithotripsie est plus difficile, plus pénible que la taille, moins satisfaisante à l'instant même,
moins chirurgicale selon quelques praticiens, moins
brillante peut-être; mais le triomphe de la chirurgie,
selon moi, consiste à éviter les dangers des opérations
sanglantes. Je suis doublement heureux quand je puis
broyer une pierre qu'un autre chirurgien voulait extraire par le secours du bistouri, ou quand je puis réduire une hernie qu'un autre aurait voulu opérer.

M. Velpeau, dans son rapport, dit avec raison, que
dans beaucoup de cas la taille chez les enfans est préférable à la lithotripsie; j'ai, le premier, avancé ce fait
en 1827 dans une communication, que je fis à la section de chirurgie; et je ne nie point qu'on n'ait d'abord
exagéré les succès de cette nouvelle méthode de détruire
les calculs urinaires.

Les reproches d'exagération, de mauvaise foi dans
le relevé des résultats de la lithotripsie, ne m'ont jamais
été adressés. Je ne suis point le partisan exclusif de
cette opération, et je ne partage point l'opinion de ceux
qui croient que le broiement doit remplacer dans tous
les cas la cystotomie.

Je pense au contraire, que, dans quelques circonstances, il faut préférer la taille à la lithotripsie. Je pratique également l'une et l'autre opération; je me trouve
donc dans la meilleure position possible pour répondre
à M. Velpeau.

On dirait que ce chirurgien a été enchanté de trouver le point faible de la lithotripsie, pour faire une sortie
inattendue contre cette opération, en appliquant à tous
les âges ce qui n'est vrai que pour l'enfance. Il dit « que
» la postérité étonnée de nos illusions, n'hésitera point
» à porter sur la lithotritie un jugement encore plus
» sévère que le sien, » et comme un esprit supérieur
à ses contemporains, il vient nous déclarer qu'il prédit
dix ans trop tôt ce qu'on dira dix ans plus tard, et il

se dévoue courageusement au blâme de ses collègues, éblouis et frappés d'aveuglement.

Je pense, moi, qu'il faut retourner la proposition de M. Velpeau, et lui dire : Vous et les détracteurs de la lithotripsie, vous teniez le même langage il y a dix ans; la lithotripsie a marché cependant ; elle a fait des progrès et des prosélytes dans les pays même où l'on a le plus de préventions contre nos inventions. Votre prédiction a donc encore moins de valeur à l'époque actuelle.

Qu'un vieux chirurgien encroûté de préjugés, ou mieux, qu'un vieux lithotomiste qui n'a pratiqué que la taille toute sa vie, s'obstine à demeurer le partisan exclusif de cette opération, cela se conçoit; mais que M. Velpeau, contemporain de ceux qui ont découvert la lithotripsie, cherche à déprécier cette belle opération, alors que les chirurgiens de tous les pays viennent à Paris pour l'étudier, cela est inexplicable.

M. Velpeau a cherché à s'appuyer sur la statistique pour faire admettre ses étranges assertions : moi, je pense conscieusement que les résultats sont déjà complètement en faveur de la lithotripsie; il est évident d'ailleurs qu'il faut attendre encore pour faire une bonne statistique sur ce point important de la chirurgie, car il en est, je crois, de la statistique des opérations, comme de celle des batailles : quand on consulte les bulletins des deux partis opposés, on trouve presque toujours qu'ils annoncent des avantages égaux, et ce n'est que longtemps après que la vérité se découvre.

Laissons de côté la statistique, nos bulletins ne s'accorderaient pas ; le temps seul décidera une question qui me semble résolue par le fait, c'est-à-dire que la lithotripsie est préférable à la taille dans le plus grand nombre des cas, et attendons que la guerre soit terminée entre les partisans exclusifs des deux opérations, pour faire une statistique *consciencieuse* à laquelle on puisse ajouter quelque confiance (1).

Dans tous les cas, il ne faut faire aux autres que ce qu'on voudrait qu'on nous fît en pareille circonstance ; c'est ma règle de conduite et mon meilleur guide, quand je suis dans l'embarras.

Si j'avais la pierre, malgré les succès que j'ai obtenus par la cystotomie postéro-pubienne, j'aurais recours à la lithotripsie, et je pense que M. Velpeau ne se ferait pas tailler, quoi qu'il ait dit *des avantages de cette opération* ; c'est du reste ce qu'ont fait presque tous les médecins calculeux depuis la découverte de la lithotripsie, et ils n'ont pas eu à s'en repentir ; qu'en dit M. Lisfranc ?

M. Lisfranc: — Non certainement. (*Rire général.*)

M. Amussat. — J'en ferai certainement autant pour ma part, et je suis convaincu que M. Velpeau lui-même y regarderait à deux fois avant de se faire tailler. (*On rit.*) (2)

Quand on est également apte à bien faire la lithotripsie et la taille, on doit dans le plus grand nombre des cas, essayer d'abord la lithotripsie; ma conviction à cet égard est si grande, que je n'hésiterai pas même à détruire avec des instrumens *ad hoc* une grosse pierre remplissant la vessie, parce que dans ce cas la taille est presque toujours mortelle.

Outre ce que je viens de dire, je puis opposer à M. Velpeau une grande autorité en chirurgie : Boyer,

____

(1) Toutes les discussions, comme on le verra, n'ont que trop démontré la vérité de ce qu'a dit M. Amussat; en effet, si on eût suivi son conseil, l'Académie aurait sans doute épargné bien du temps. M. Velpeau a voulu établir une statistique qui prouverait les avantages de la taille sur la lithotritie, mais il n'a rien pu prouver, car M. Lisfranc a neutralisé sa statistique par une statistique contraire. L'impuissance de la statistique comparative est manifeste dans toutes ces discussions, elle n'a pu résoudre une question si grave : d'ailleurs M. Velpeau lui-même disait qu'il en fallait rabattre sur la statistique de part et d'autre, qu'il trouvait exagérée.

(2) Voyez le n° 19 de la *Gazette médicale*.

dans la dernière édition de son traité des *Maladies chi-
rurgicales* (1831, tome 9, page 547), a dit : *Si M. Amus-*
» *sat n'avait pas annoncé la possibilité de se servir d'instru-*
» *mens droits pour détruire les calculs urinaires, on aurait*
» *probablement renoncé à détruire la pierre dans la vessie*
» *par des moyens mécaniques, en sorte que nous aurions été*
» *privés, sinon pour toujours, au moins pour long-temps,*
» DES BIENFAITS *de la lithotritie* (1). »

Je cite avec orgueil ce passage de Boyer, bien moins
parce qu'il me rend la justice qui m'est due, que parce
qu'il constate que, dans l'opinion de ce chirurgien, la
lithotripsie est UN BIENFAIT. J'insiste, messieurs, pour
vous faire remarquer que c'est en 1831 que Boyer a imprimé que la lithotripsie est un bienfait, et depuis cette

(1) Je saisis avec empressement cette occasion pour rendre un hommage
mérité aux travaux de M. Amussat ; ce célèbre chirurgien a non-seulement
démontré la possibilité de se servir d'instrumens droits pour détruire les
calculs urinaires, mais, après avoir prouvé la possibilité de sonder l'urètre
de l'homme avec une sonde tout-à-fait droite, sans blesser ce canal, il a
fait le premier instrument droit, et a plusieurs fois brisé dans la vessie sur
le cadavre, au moyen de pinces faites exprès par lui, des calculs du volume
d'une noix. Je dis que M. Amussat a été le premier à confectionner un instrument droit pour briser les calculs vésicaux, car il a été publié par lui sur
ce sujet, une note dans le *Nouveau Journal de Médecine*, tome XIII,
pages 344 et 345, avril 1822, trois mois avant que M. Leroy d'Étioles,
guidé par la découverte de M. Amussat, ne présentât son instrument droit
à l'Académie dans la séance du 13 juin 1822. Enfin M. Amussat poursui-
vant sa découverte, fut le premier qui eut la pensée de détruire les calculs
par des moyens mécaniques, sans s'occuper auparavant, comme on l'a fait
avant lui, de la recherche des moyens propres à rendre possible la dissolu-
tion des calculs dans la vessie par des réactifs chimiques : tous les autres,
comme MM. Gruthuisen, Leroy d'Étioles, Civiale et beaucoup d'autres
personnes, ont commencé par chercher à dissoudre les calculs par les agens
chimiques. L'instrument de M. Amussat était fondé sur une idée tout-à-fait
originale, il avait pour objet l'écrasement des calculs, et l'on sait que l'é-
crasement soit par la percussion, soit par la pression, est à présent la méthode
généralement employée, tandis que les perforations sont presque abandonnées.
On n'a besoin que de lire *les nouvelles considérations sur la rétention*
d'urine par Civiale, 1823, et *l'exposé des divers procédés pour guérir la*
pierre, par Leroy, 1825, pour se convaincre que ces chirurgiens se sont
efforcés premièrement à trouver des moyens pour dissoudre les calculs dans
la vessie.

époque Jacobson et Heurteloup ont doublé au moins la valeur de cette importante opération.

Plus loin Boyer dit encore, page 551 : « *Depuis les* » *premiers succès de M. Civiale, MM. Leroy, Amussat,* » *Heurteloup, etc., en ont obtenu beaucoup d'autres; et aujour-* » *d'hui le nombre des calculeux guéris par la lithotripsie* » *est si considérable, qu'il ne peut s'élever aucun doute* » *sur les avantages de cette opération.* »

C'est Boyer qui parle, qui juge favorablement la lithotripsie, et comme tout le monde le sait ici, il n'était pas enthousiaste des innovations; mais en esprit judicieux et sévère, il s'était rendu à l'évidence des faits; et quatre ans après Boyer, on vient vous dire qu'il s'est trompé, que la lithotripsie n'est pas un bienfait, alors même que dans cet intervalle, elle a fait d'immenses progrès.

Que Boyer eût continué, comme au début de la lithotripsie, à jeter du doute sur la valeur réelle de cette opération, cela pourrait se concevoir ; cependant, malgré son âge, à la fin de sa carrière, ne voulant point résister à la puissance des faits, il change d'opinion, et rend hommage à la lithotritie. Et voici qu'aujourd'hui un chirurgien, au commencement de sa carrière, en persistant dans l'opinion abandonnée par Boyer, semble vouloir changer de rôle avec lui.

M. Velpeau n'hésite pas à nous proposer d'opérer par la taille et la lithotripsie un nombre égal de calculeux dans les mêmes conditions. Eh ! ne sait-il pas que maintenant la chose n'est plus possible ! l'humanité le défend ; les deux opérations sont essentiellement différentes, et il ne s'agit plus de les comparer.

Comment proposer en effet de sang-froid, de faire subir les dangers de la taille à un calculeux dans lequel on peut facilement broyer la pierre ? Et si Hallé vivait, on oserait donc, la main sur la conscience, le soumettre aux chances de la cystotomie, lorsqu'on sait que cette opération l'a fait succomber en quelques jours ; et cependant il n'avait dans la vessie que deux ou trois petites pierres qu'il eût été très facile de broyer.

Dans mon opinion, tout chirurgien qui pratique actuellement la taille, lorsque la lithotritie est possible et facile, assume sur lui une responsabilité effrayante, parce que, s'il y a maintenant une chose évidemment établie, contrairement à l'opinion de M. Velpeau, c'est que, la lithotripsie est la règle, et la taille l'exception.

En résumé, les paroles imprudentes de M. Velpeau contre la lithotripsie auraient pu faire beaucoup de mal, si on les eût laissé passer sans réponse, parce qu'elles servent admirablement bien les retardataires et le mauvais vouloir de beaucoup de chirurgiens, qui se seraient aussi autorisés de son opinion, pour préférer la cystotomie à la lithotripsie (1).

Enfin, il faut que M. Velpeau ait été bien mal inspiré pour venir jeter du doute sur la valeur de la lithotripsie, au sein d'une Académie qui lui doit la conservation de deux de ses membres les plus distingués, tous deux chirurgiens d'une grande renommée, et qui, mieux que tous autres, devaient apprécier la lithotomie à sa juste valeur (2).

M. VELPEAU. — Je ferai remarquer d'abord que je me trouve dans une position assez défavorable, ayant à répondre à l'improviste à une attaque, qui a eu huit jours pour se préparer. (Plusieurs voix : Vous avez eu

_____

(1) Certainement M. Amussat a rendu un service très grand à l'humanité et à la science, en prenant la défense de la lithotritie contre l'attaque faite par M. Velpeau sur cette opération. Sans doute cette attaque n'aurait pu arrêter ses progrès, mais je suis convaincu, que le rapport aurait pu avoir l'influence la plus fâcheuse dans tous les pays, où on ne fait que commencer à pratiquer la lithotritie.

(2) Ce discours est copié sur la note déposée par M. Amussat à l'Académie, dans la même séance.

trois mois pour faire ce rapport (1). Je pourrais rele-ver aussi dans le manifeste de M. Amussat quelques expressions un peu dures, mais je préfère lui en lais-ser la responsabilité, et j'arrive au fond de son dis-cours.

Eh bien! je dois dire que j'y ai vu beaucoup d'affir-mations; mais M. Amussat n'a avancé aucun fait, au-cune raison positive. Il est partisan de la lithotritie, on le sait bien; il dit que s'il avait la pierre, il se la ferait broyer, je le veux croire; mais il affirme la même chose de moi, qu'en sait-il? Et quand même, ayant la pierre, je donnerais le choix à la lithotritie, qu'est-ce que cela prouverait pour la question actuelle? La ma-ladie n'est pas en général l'état, où l'on raisonne le mieux, et les médecins malades ne sont pas plus exempts de faux raisonnemens que les autres. Je re-pousse donc cet argument.

J'avais allégué les résultats des deux opérations, M. Amussat répond qu'il n'est pas temps de faire cette statistique!..... Il n'est pas temps! et comment voulez-vous donc juger une opération si ce n'est par des faits? Or les faits sont pour moi; voulez-vous que j'éta-blisse par des documens, que depuis l'invention de la lithotritie il ne meurt pas moins de calculeux, qu'on en sauve moins peut-être?

M. Amussat. — Tous vos documens sont con-nus (2).

M. Velpeau. — De vous peut-être, mais peut-être aussi l'Académie en a besoin pour s'éclairer.(Voix nom-breuses : *Lisez*) Tous les faits relatifs à la lithotritie n'ont pas été publiés; ni M. Amussat, ni M. Leroy d'É-tioles, ni M. Heurteloup, n'ont présenté de travail gé-néral. Ils ont publié un certain nombre de faits, mais

(1) Voyez la *Lancette*, n° 55, page 218, de 1835.
(2) Voyez la *Gazette médicale*, n° 19.

ils n'ont pas donné de résumés complets. Les résumés de MM. Civiale, Bancal, les renseignemens que je tiens d'ancienne date et verbalement de M. Leroy, que je n'ose citer, n'ayant pas été autorisés, ne sont pas certes très favorables (1).

Or, supposez une masse de 83 calculeux, non choisis assurément parmi les plus mauvais, et demandez à un chirurgien, je le demanderai à M. Sanson, combien pensez-vous en guérir par la taille?

M. SANSON. — Au moins 4 sur 5.

M. VELPEAU. — Et vous maintenant, M. Amussat, combien par la lithotritie?

M. AMUSSAT. — Je ne peux pas répondre de cette manière (2).

M. LOUIS. — On ne peut pas ainsi établir une discussion particulière, et interpeller les membres de l'Académie (3).

M. VELPEAU. — Non, eh bien! je vais vous dire, moi, combien un lithotriteur habile a eu de succès sur un pareil nombre; en 1827 M. Civiale avait traité 83 malades, il lui en était mort 38; trois avaient gardé leur pierre; 42 seulement étaient guéris, et parmi eux 19 avaient éprouvé des accidens graves. Le résultat n'est pas le même, il est vrai, sur le tableau. On dira qu'à cette époque la lithotritie n'était pas perfectionnée; eh bien! en 1830, nouvelle liste de 24 calculeux, 13 guéris, 11 morts! plus récemment encore nouvelle série : sur 53 calculeux on en guérit 30, 15 succombent, 8 gardent leur pierre n'étant pas soumis à la lithotritie. Ces chiffres sont extraits du livre de M. Civiale, du rapport de M. Larrey et du rapport de M. Double.

(1) Voyez le même numéro de la *Gazette médicale*, et le n° 55 de la *Lancette française* de 1835.
(2) Voyez la *Gazette*.
(3) Voyez la *Lancette*.

M. Itard. — M. Civiale a réclamé (1).

M. Velpeau. — Je le sais, aussi suis-je allé consulter les documens adressés à l'Institut par M. Civiale lui-même : il a donné des interprétations différentes des résultats, mais les résultats sont constans. D'ailleurs M Ledain a récemment publié un quatrième tableau statistique. Eh bien ! sur 30 calculeux 18 sont guéris, 8 morts, 4 gardent leur pierre. 8 morts pour 18 guérisons ! Voilà un beau résultat, ma foi ! et que sera-ce, si vous examinez les résultats de lithotritie en province, où les opérateurs n'ont pas toute la dextérité de ceux de Paris? M. Bancal a eu entre les mains 14 calculeux, il n'a pu en guérir que 2 par la lithotritie ; les autres sont morts ou ont gardé leur pierre. J'aurais pu aborder également les résultats donnés par MM. Leroy, Tanchou, Heurteloup ; ils n'ont rien de plus favorable (2).

Maintenant voulez-vous connaître les résultats obtenus par la taille ?

A l'hôpital de la Charité de Paris (3), de 1719 à 1728, sur 1200 pierreux taillés, on compte 945 guérisons, 255 morts.

Saucerotte, à Lunéville, obtient des succès bien

---

(1) Voyez les mêmes journaux.

(2) Je m'étonne que M. Velpeau ait jugé la lithotritie d'après les résultats obtenus par la méthode des perforations, car il sait lui-même que cette méthode est abandonnée par la plupart des chirurgiens. Pendant mon séjour à Paris, je ne l'ai vu être exécutée que par M. Civiale, qui commence aussi à se servir de l'instrument de Heurteloup. Est-il convenable de juger une opération d'après une méthode dont on ne se sert plus? M. Amussat a pris la défense de la lithotritie actuelle, de la lithotritie soit par percussion, soit par pression, mais exécutée au moyen de l'instrument à percussion de M. Heurteloup.Pourquoi donc M Velpeau n'a-t-il fait usage d'aucune statistique de cette méthode de lithotritie? il y en a une , celle de M. Heurteloup; s'il ne voulait pas l'admettre, car elle lui paraissait exagérée, il n'aurait pas dû même parler de la statistique, car il ne la possède point. Voilà déjà une preuve évidente de l'impossibilité de faire en ce moment une statistique quelconque, car les élémens manquent.

(3) Dans le rapport et discussions sur la taille et la lithotritie, page 21 et 22, il est dit contrairement à tous les journaux : « à l'hôpital de la Cha-

plus remarquables, sur 1629 malades, il en guérit 1482.

D'après un tableau, inséré dans le *Dictionnaire de médecine et de Chirurgie pratique*, M. Dupuytren, sur 356 taillés, n'en avait perdu que 61.

A l'hôpital de Norwich en Angleterre, sur 506 opérations on a compté 70 morts.

A Leeds, sur 197 opérations, 28 morts.

Cheselden, sur 213 taillés, n'avait eu que 24 morts.

Frère Côme sur 100 malades, 19 morts.

M. Souberbielle, sur 133 malades, 17 morts.

Dupuytren, par la méthode bilatérale, sur 70 malades, 6 morts.

Tout récemment, M. Cross a publié en Angleterre (1). un tableau très exact de 704 opérations de la taille : chaque opération y est relatée dans toutes ses circonstances ; son travail a même obtenu le prix Jaksonien. Sur ce nombre il n'a compté que 93 morts.

M. de Renzi vient de publier le compte-rendu des opérations de taille faites à Naples dans ces dernières années ; (2) sur 389 cas il n'a eu que 60 morts.

rité *et à l'Hôtel-Dieu de* 1719 *à* 1729 sur 1200 pierreux, etc. » Pourquoi a-t-on voulu, afin de donner plus de vraisemblance aux paroles de M. Velpeau, présenter ce chiffre de calculeux, comme appartenant à deux hôpitaux ? Comment se fait-il que M. Velpeau soit en contradiction avec lui-même ? Dans son ouvrage, *Nouveaux élémens de médecine opératoire*, tome 3, page 302, il parle ainsi : « Toutefois si des relevés au » thentiques, prouvent que de huit cent douze taillés, il en est mort deux » cent cinquante-cinq, depuis le 31 décembre 1719 jusqu'au 1er janvier » 1728, à l'Hôtel-Dieu et à la Charité de Paris..... » Cela ne tendrait-il pas à faire croire, que lorsque M. Velpeau écrivait cet ouvrage, il a puisé les faits dans des sources bien différentes de celles où il les a puisées, pour faire une statistique à l'Académie : d'ailleurs chacun s'en apercevra, je crois que ce n'est qu'une petite différence ; dans son ouvrage la proportion des morts aux guérisons est de 1 à 2 et un peu plus d'un cinquième ; et il résulte de ce qu'il a dit à l'Académie que dans ce relevé la proportion des morts aux guérisons est de 1 à 4, moins un tiers ; je me demande à présent, où est donc la vérité ? donc la statistique est un mauvais argument.

(1) On the diseases of the calculous. Norwich. 1835, in-4°, fig.
(2) *Gazette médicale de Paris*, 1831, p. 79.

Pajola, n'en a perdu que 5 sur 5o.

Pansa, 5 sur 7o.

Ouvrard, 3 sur 6o.

M. Viricel, 5 sur 83.

Martineau en Angleterre, 2 sur 84.

Et enfin M. Dudley, en Amérique, un seul sur 72 opérés.

Écartez ces résultats qui peuvent paraître extraordinaires, vous verrez encore que la proportion des morts a été pour frère Côme un des plus malheureux, de 1 sur 5; pour M. Souberbielle, 1 sur 6; pour Cheselden, 1 sur 9; pour Dupuytren, par la taille bilatérale, 1 sur 12, etc.

Enfin des chirurgiens distingués, qui n'ont pas donné le chiffre exact de leurs opérations, affirment avoir obtenu de plus beaux résultats. Le professeur Smith, en Amérique, évalue ses pertes à 1 sur 18; Chelius en Allemagne, à 1 sur 22; Petrunti à Naples, à 1 sur 25, dans sa pratique civile; et M. Santoro n'en a perdu qu'un sur 56. Voilà des résumés statistiques qui valent bien ceux qu'ont fournis les lithotriteurs. Maintenant, dites qu'il y a de l'exagération, rabattez-en si vous voulez, peu m'importe, mais alors vous me permettrez de rabattre aussi de vos succès relatifs à la lithotritie. (*On rit.*)

M. Lisfranc quitte le fauteuil, où il est remplacé par M. Louyer-Willermay (1).

M. Rochoux.—L'Académie doit s'apercevoir qu'il est impossible de discuter un travail un peu long ; on ne peut discuter que des propositions brèves et précises ; j'en prends une de ce genre dans le rapport de M. Velpeau. Il prétend que dans dix ans au plus la lithotritie aura perdu; mais je prédis, que dans vingt ans au plus la lithotritie aura gagné, et voici sur quoi je me fonde.

(1) Voyez la *Gazette médicale.*

En admettant tous les chiffres énoncés par M. Velpeau, la moyenne de mortalité serait encore de un sur 10 pour la taille; or je dis, que la lithotritie, choisissant bien ses cas, et son propre est de les choisir, elle ne perdra pas un malade sur 20. Dans les cas très favorables, quand il n'existe pas de désordre organique de la vessie; que les calculs sont médiocres, et c'est ce qui se rencontre dans les quatre cinquièmes des cas, la lithotritie n'est pas plus grave, et ne donne pas lieu à plus d'accidens que le simple cathétérisme; et bien que je ne me sois pas habituellement occupé de ces opérations, on ne saurait me persuader, que la taille n'ait pas infiniment plus de gravité (1).

M. VELPEAU. — Je n'ai pas émis ce pronostic sans m'appuyer aussi sur des faits; je n'ai point rejeté absolument la lithotritie, je suis convenu de son utilité, je l'ai même appelée une conquête heureuse; mais à condition qu'elle sera renfermée dans de justes limites. M. Rochoux la compare à un simple cathétérisme, cela prouve qu'il n'a pas vu beaucoup de lithotritie (2). On ne compte pas encore un total de cent (3) opérés dans les hôpitaux de Paris, certes, on ne dira pas que ces opérés étaient mal choisis; eh bien! dans tous les hôpitaux on a compté des morts, et les opérateurs étaient gens capables : c'étaient M. Civiale, M. Leroy, M. Heurteloup; je les ai vus opérer, j'ai opéré moi-même. La lithotritie sans accidens!!...

(1) Voyez la *Gazette* et la *Lancette*.

(2) J'ai vu et je soutiens ce qu'a dit M. Rochoux, que *la lithotritie dans les cas très favorables, n'est pas plus grave, et ne donne pas lieu à plus d'accidens que le simple cathétérisme*, seulement je ne puis pas dire, d'après ce que j'ai observé jusqu'à présent, que cela se rencontre dans les quatre cinquièmes des cas; je cite dans mes observations un malade lithotritié par M. Blandin à l'hôpital de la Pitié; là j'aurai l'occasion de m'expliquer davantage sur ce sujet, et d'appuyer mon assertion sur des faits.

(3) Dans le rapport et discussions sur la taille et la lithotritie, on a diminué le nombre des malades opérés par la lithotritie, et on a mis cinquante au lieu de 100 (Voyez page 24).

Pourquoi comptez-vous donc les accidens nerveux dont on meurt, les accidens inflammatoires dont on meurt, les inflammations de la vessie, de la prostate, du péritoine, la phlébite, les rétentions d'urine, les déchirures de l'urètre, les douleurs de tous genres? Car voilà ce qui a abusé le public ; on lui a promis de lui épargner la douleur, la lithotritie cause plus de douleur que la taille : j'espère donc; il faut que cet enthousiasme exagéré se réfroidisse, que cette espèce de météore fàcheux passe, et que la lithotritie soit renfermée dans des bornes, qu'elle n'aurait pas dû dépasser (1).

M. LARREY se plaint avec amertume des personnalités qui ont envahi la discussion. Toute opinion a droit de se produire, et pour sa part il est entièrement favorable à celle de M. Velpeau, qui lui paraît avoir répondu à toutes les objections. Il était donc tout-à-fait déplacé de lui répondre par des attaques directes. Qu'a voulu dire M. Amussat par ces paroles : *De vieux chirurgiens à préjugés ?* Nous ne devons pas ainsi qualifier nos confrères. Pour mon compte, je me déclare personnellement offensé, et si cela continue, je renoncerai à suivre vos séances. J'ai fait un rapport sur les opérations de M. Civiale ; ce rapport ne contient rien que d'exact. Boyer, que l'on citait tout-à-l'heure, l'a signé avec moi ; il m'a dit lui-même, devant toute la comission des Prix Monthion, que la

______

(1) M. Velpeau entend-il par le mot d'enthousiasme exagéré tous les travaux de Messieurs les lithotriteurs, qui ont fait faire à la lithotritie dans l'espace de quelques années, des progrès immenses ? est-ce là un météore fàcheux ? non cela ne se peut pas ; mais il aurait fallu mieux préciser dans quelles circonstances et par qui l'emploi de cette opération a été exagéré, et certes, il y aurait plus d'utilité. Il me paraît évident, qu'à mesure qu'elle se perfectionnait, ses bornes ne pouvaient pas rester les mêmes, et les perfectionnemens qu'elle subissait les lui faisaient dépasser. J'espère qu'on continuera à étudier la lithotritie, qu'elle ne restera pas dans l'état stationnaire, et qu'enfin, lorsque les préventions contre elle cesseront, elle deviendra à la portée de tous les chirurgiens, qui voudront bien l'étudier au degré de perfection où elle est parvenue.

lithotritie ne se soutiendrait pas long-temps, et que la taille lui était bien supérieure. Je me propose, moi, d'établir un parallèle entre ces deux opérations, quand mes occupations m'en laisseront le temps (1).

M. AMUSSAT. — Qu'il me soit permis de répondre à tous ces reproches. Si mon attaque contre M. Velpeau a été un peu vive, ce n'est pas à la personne qu'elle s'adressait, mais uniquement au représentant de l'opinion que je combattais : quant aux paroles qui ont blessé M. Larrey, je désavoue hautement toute intention offensante. Tous ceux qui me connaissent, savent que je suis incapable de chercher à blesser un homme tel que M. Larrey, et je suis bien loin d'appliquer à lui, ce que j'ai dit de certains vieux chirurgiens. (*Très bien.*) (2).

M. ROUX. — La question me paraît encore trop peu avancée pour la juger, et pour ma part, je suis également partisan de la taille et de la lithotritie ; je ne veux en ce moment que faire voir la difficulté d'établir une statistique comparative.

MM. les lithotriteurs ont tous leurs faits. Au début d'une semblable découverte on note avec soin toutes les observations et même les détails ; mais il n'en est pas ainsi des lithotomistes. Quand la lithotritie nous a surpris pour ainsi dire à l'improviste, depuis long-temps tout semblait avoir été dit sur la taille ; il n'y

(1) Voyez la *Gazette médicale*. Peut-on comprendre le démenti formel qu'a donné M. Larrey aux paroles de M. Boyer? ici il lui fait dire : *que la lithotritie ne se soutiendrait pas long-temps*, tandis que ce célèbre chirurgien, après y avoir sans doute mûrement réfléchi, car il n'écrivait pas avec légèreté et ne changeait pas facilement d'opinion, comme tous les contemporains le savent, a émis une opinion claire et précise en faveur de la lithotritie, puisqu'il a dit que cette opération est un bienfait pour les calculeux; et qu'aujourd'hui (1831) le nombre des calculeux guéris par la lithotritie est si considérable, qu'il ne peut s'élever aucun doute sur les avantages de cette opération (tome 3, page 547 et 551) passages déjà cités par M. Amussat dans la même séance.

(2) Voyez la *Gazette* et la *Lancette*.

avait pas de procédés nouveaux, pas de questions douteuses à débattre : dès-lors, il y avait fort peu d'importance à compter les opérations pour apprécier les succès ou les insuccès. Par exemple : depuis 1804 j'ai bien fait pour ma part 500, 600, 800 opérations de la taille ; j'en ai peut-être recueilli tout au plus 150 observations (1). On a cité un tableau de Dupuytren : j'ignore s'il avait tiré ce tableau de sa seule pratique ; ce que je peux affirmer, c'est que ni M. Boyer, ni M. Dubois ne tenaient un compte exact de ces opérations ; c'est que moi-même, quand l'occasion s'est offerte, de donner mon avis sur la taille, j'ai bien dit d'une manière approximative que nous perdions un malade sur 5 ou 6 chez les adultes, et un sur 20 chez les enfans, mais je ne pouvais pas l'affirmer. Voilà l'embarras des chirurgiens, et il importe que l'Académie en soit prévenue.

M. Lisfranc. — Lorsque M. Amussat a cité M. Dubois et moi-même comme s'étant soumis à la lithotritie, M. Velpeau a répondu que nous étions malades, et sujets aux illusions comme tous les malades ; je peux lui attester cependant, que nous n'étions pas dans le délire ; il s'agissait de nos individus, et nous y avons regardé, moi surtout, de très près (*on rit*). Alors j'avais déjà soutenu la supériorité de la lithotritie, mais je portais un calcul volumineux, et je tenais à m'assurer de toutes les chances de l'opération. Je compulsai tout ce qui avait été écrit sur la matière ; je pris des renseignemens à domicile chez les personnes opérées ; de toute cette enquête, il résulta cette conviction pour

____

(1) Dans le rapport et discussions sur la taille et la lithotritie, page 27, il est dit : « par exemple depuis 1804, j'ai bien pour ma part été témoin de 500, 600, 800 opérations de la taille, j'en ai peut-être pris dans ma pratique, à moi, tout au plus 150 observations. » C'est contraire aux paroles de M. Roux, reproduites dans plusieurs journaux. Je m'étonne qu'on ait voulu diminuer le nombre des tailles faites par ce chirurgien.

moi, que la lithotritie ne doit pas être exclusivement employée, mais que, dans la plupart des cas, elle est de beaucoup préférable à la taille; je me fis donc lithotritier; en dix séances je fus débarrassé de mon calcul, *et me voilà*. Pour M. Dubois, nul praticien peut-être n'avait autant que lui pratiqué la taille, et avec autant de succès ; ceux-là le savent qui connaissent sa grande réputation, ou qui ont suivi son excellente clinique; et malgré tous ses succès, quand il a eu la pierre, il se l'est fait broyer, et il est bien portant aujourd'hui.

Venons à un autre ordre de faits. On a cité des tableaux statistiques pour la lithotritie : M. Velpeau dit avoir collationné les documens originaux à l'Institut; j'ignore donc comment il a oublié le document le plus important, sur lequel pourtant l'attention du public avait été éveillée depuis l'an dernier par un article de M. Bégin, dont je demanderai la permission de lire quelques passages.

« Depuis 1824, dit M. Civiale dans un rapport qu'il
» vient de présenter à l'Académie des sciences de l'Ins-
» titut, c'est-à-dire, pendant huit années et quelques
» mois, j'ai donné des soins à 429 malades; parmi eux
» se trouvent 14 enfans, 190 adultes et 225 vieillards,
» 419 du sexe masculin et 10 du sexe féminin; de ces
» malades, 244 ont subi la lithotritie par perforations
» successives, et le résultat a été que 236 ont guéri, 5
» sont morts et 3 ont continué à souffrir. Parmi les
» 185 autres, 88 ont été soumis à l'opération de la
» taille; d'entre eux 48 sont morts, 32 ont guéri et 8
» ont conservé des infirmités. Ces opérations furent
» faites par différentes méthodes, savoir : 13 par le
» procédé latéral, 9 par la méthode bilatérale, et 39
» par l'appareil hypogastrique. Dans les 27 derniers
» cas, le procédé n'est pas connu, parce que les mala-
» des s'adressèrent à d'autres chirurgiens et furent
» perdus de vue.

» Dans 97 cas qui comprennent, et quelques-uns de
» ceux qui furent taillés, et le reste de ceux dont il
» n'a pas été tenu compte définitif, il n'y a pas eu réel-
» lement de lithotritie; soit que les désordres géné-
» raux et les altérations organiques locales eussent fait
» assez de progrès, pour enlever tout espoir de réus-
» site, soit que les malades aient refusé de se soumet-
» tre à d'autres tentatives après que l'on eût reconnu
» l'impossibilité de pratiquer le broiement. Les ren-
» seignemens indispensables pour s'assurer et de l'état
» des organes et du nombre, du volume, ainsi que de
» la densité des pierres ne sauraient en effet constituer
» des opérations dans le sens rigoureux de ce mot. Ce
» sont des préliminaires auxquels il faut presque tou-
» jours se livrer avant de se décider à opérer, et de
» faire choix de la méthode convenable.

» L'application de la méthode, le commencement
» d'exécution de cette méthode, constituent seuls l'o-
» pération, et ce n'est qu'à dater de cette époque, que
» l'on peut calculer les avantages ou les inconvéniens
» qu'elle a présentés. (*Dictionnaire de Médecine et de Chi-
» rurgie pratique*, art. lithotritie, tome XI, p. 157.) »

Voilà des résultats bien différens de ceux qu'annonce
M. Velpeau, et qui laissent la taille bien au-dessous
de la lithotritie ; j'ajouterai que j'ai assez souvent pratiqué la taille, et que je l'ai vu pratiquer aussi souvent,
soit dans les hôpitaux, soit dans la pratique civile, et
que la moyenne de la mortalité m'a paru être d'un sur
quatre opérés. Peut-être ailleurs a-t-on plus de succès ;
je n'ai pas eu l'occasion de m'en assurer par moi-même ;
mais je maintiens l'exactitude de ma proportion pour
Paris. En résumé, je ne suis partisan exclusif ni de
l'une ni de l'autre ; mais je regarde la lithotritie comme
devant être la méthode générale, et la taille seulement
comme l'exception.

M. Velpeau. — Dès que M. Lisfranc admet que la

lithotritie ne convient pas à tous les cas, nous ne sommes pas si éloignés d'opinion (1).

M. Double. — Au contraire, vous êtes bien loin l'un de l'autre. (On rit.) (2)

M. Velpeau. — Du reste, les argumens ne sont pas difficiles à rétorquer : j'ai déjà dit que l'exemple de MM. Dubois et Lisfranc ne prouvait rien pour la thèse générale ; j'ai dit que quand les médecins étaient malades, ils se laissaient influencer ; certes, quand les médecins ont la pierre, on ne disconviendra pas qu'ils soient malades. Je n'ai pas voulu dire, par cela, qu'ils eussent du délire, mais seulement qu'ils sont faibles comme les autres malades.

Quant à la statistique donnée par M. Bégin, elle est en opposition avec celle que j'ai citée ; j'ai pris, moi, mes renseignemens dans les publications mêmes de M. Civiale, et j'ai compulsé les rapports faits à l'Institut, et leur résultat est que de 190 calculeux, 103 ont été guéris par le broiement, 15 ont gardé leur pierre, 72 sont morts. M. Lisfranc apporte les résultats de son observation en preuve que la mortalité des taillés est plus grande qu'on ne le dit généralement ; j'aurais pu alléguer la mienne pour soutenir une opinion différente, car sans avoir l'expérience de M. Lisfranc, j'approche de la quarantaine, et je compte plus de vingt années passées dans les hôpitaux ; je ne l'ai pas fait précisément pour échapper à l'objection de M. Roux, que nous n'avons là-dessus que des à-peu-près ; c'est pourquoi je me suis astreint à ne citer que des résultats obtenus dans les établissemens où l'on compte toutes les opérations, et ces résultats authentiques ne sauraient être attaqués. Enfin, il y a un point de vue qu'on a oublié. C'est le propre de la lithotritie, dit-on, de choisir ses malades.

(1) Voyez la *Gazette médicale*, n° 19 de 1835.
(2) Voyez la *Lancette*, n° 55, de la même année.

Eh ! sans doute, la lithotritie prend les sujets les plus favorables, et ne laisse à la taille que les plus mauvais (1). Qu'y aurait-il alors d'étonnant que la lithotritie eût plus de succès? Voilà pourquoi j'aurais désiré que la comparaison pût s'établir sur des sujets en nombre égal et offrant les mêmes chances de guérison.

M. Sanson pense que M. Amussat a plutôt émis des sentimens que des raisons et des faits, tandis que M. Velpeau me paraît avoir répondu à toutes les objections par des raisons, et mieux encore, par des résultats et des chiffres (2). La discussion est maintenant bien avancée ; cependant j'ajouterai quelques remarques : M. Amussat dit que la lithotritie est difficile et exige beaucoup de dextérité; il en conclurait donc que les chirurgiens ordinaires devraient la rejeter, parce qu'ils ne sont pas suffisamment versés dans cette pratique et n'ont pas assez d'expérience. Sans doute, je manque de l'expérience d'avoir crevé l'urètre, la vessie, d'avoir emporté des fragmens de la membrane vésicale et d'avoir arraché la vessie.

M. Amussat. — Précisez mieux vos faits, on pourrait croire qu'ils s'appliquent à moi.

M. Sanson. — J'ai dit en commençant que vous y étiez étranger. Je me crois juge compétent; pour ma part, j'ai assez souvent pratiqué la lithotritie, et tous mes opérés ont guéri. Cela n'empêche pas que les résultats me paraissent être en faveur de la taille, et que cette dernière opération me paraît applicable à un bien

______

(1) Je crois que la taille n'accepte pas tous les cas, qu'elle a aussi ses contre-indications, qu'elle choisit ses malades et abandonne ceux d'entre eux qu'elle n'est point en état de guérir; comme cela est trop évident et connu je ne cite point des faits de ce genre ; d'ailleurs ceux qui font la taille dans tous les cas, sans faire attention aux contre-indications, ont tort.

(2) J'ai déjà dit la raison pour laquelle les chiffres cités par M. Velpeau sur les résultats de la lithotritie perforante, ne prouvent rien sur la valeur de la lithotritie actuelle , c'est-à-dire par percussion et écrasement.

plus grand nombre de cas. Ainsi, il est incontestable que là où la lithotritie est inutile, la taille est encore une précieuse ressource, que la lithotritie est plus difficile à exécuter, qu'elle n'offre pas autant de certitude qu'on a parfaitement évacué tous les calculs ou fragmens de calculs; enfin, j'ajouterai que la guérison est plus prompte après la taille; en effet, à part un petit nombre de cas heureux, toutes les opérations de lithotritie ont été suivies pendant long-temps de douleurs, de catarrhe, etc., suites des manœuvres opératoires et du passage des fragmens dans l'urètre.

Jusqu'ici les avantages de la taille sont manifestes. Après cela, je ne nie pas que celle-ci n'ait ses accidens : les hémorragies, les lésions du rectum, la lésion des vésicules séminales, la phlébite, les abcès du bassin, l'infiltration urinaire. Mais la lithotritie n'en est pas exempte non plus, et elle entraîne bien d'autres douleurs et d'autres dangers (1). Sans doute, la lithotritie est une belle opération, mais elle est exceptionnelle, et, sous ce rapport, je suis de l'avis de M. Velpeau.

On a dit : Si vous aviez un calcul, vous préféreriez la lithotritie. Cela est vrai, et pour ma part je la préférerais (*Rire général.*), ou pour mieux dire, je me broie-

---

(1) D'après ces paroles de M. Sanson on aurait pu penser que la taille est une opération peu dangereuse, mais voyez ce qu'il dit lui-même sur ce sujet dans sa thèse sur les moyens de parvenir à la vessie par le rectum (1817); « il est peu de maladies contre lesquelles l'art de guérir offre en apparence » autant de ressources que celle connue sous le nom de calcul vésical, » parce qu'il en est peu qui, par leur gravité et par les difficultés qu'on » rencontre dans leur traitement aient autant fixé l'attention des praticiens. » Cependant malgré les travaux des hommes les plus célèbres de tous les » siècles et de toutes les nations, malgré le nombre des méthodes opéra- » toires tour à tour proposées et employées, malgré la multitude des pro- » cédés inventés et exécutés pour perfectionner ces méthodes, *l'opération* » *de la taille est encore une des plus graves, disons mieux, une des* » *plus dangereuses de la chirurgie; et nous nous écarterons peu de* » *la vérité en disant que la guérison d'un malade adulte qui a subi* » *cette opération doit plutôt être regardée comme un* ÉVÉNEMENT » HEUREUX *que comme un événement ordinaire.*

rais moi-même, car je ne confierais ni moi ni ma vessie à personne. (*On rit.*) Mais prenez bien garde : c'est que je sais ce que c'est qu'une pierre, et que je choisirais le temps favorable, et où le calcul serait encore peu volumineux.

M. Amussat. — J'ai avancé des faits ; j'ai dit que les calculs statisques ne prouvaient rien, car vous les recusez ; et en effet, voyez ce qu'ils ont prouvé ! En outre de la difficulté d'avoir des élémens certains, vous prenez d'une part tous les malades opérés depuis la découverte de la lithotritie ; pour être justes, vous deviez prendre aussi tous ceux qu'on a opérés depuis le commencement de la taille. En effet, toute invention est d'abord incomplète et fautive ; il faut pour la juger attendre qu'elle ait acquis au moins quelques perfectionnemens.

Vous déclarez cependant que vous vous lithotritieriez si vous aviez une petite pierre ; à la bonne heure ! Mais alors ne vous portez donc pas partisan outré de la taille, distinguez les cas où elle est moins favorable, et pratiquez alors franchement la lithotritie. Car voilà ce que je reproche aux chirurgiens de nos hôpitaux, ils ne l'essaient pas, ils taillent indistinctement ; et voilà pourquoi les calculeux les fuient, et voilà surtout ce qui met entre nos opinions une énorme distance. M. Velpeau dit : Il faut comparer les cas ; mais l'humanité vous permet-elle, dans l'état actuel de la science, de mettre d'un côté un certain nombre de malades qu'on opèrerait par la taille, et de l'autre un égal nombre de sujets à opérer par la lithotritie. On vient de faire grand bruit aussi des accidens de la lithotritie ; tout ce qu'on en dit je le nie (1), ou du

---

(1) Ayant assisté à toutes les discussions, je n'ai pas entendu M. Amussat nier les accidens de la lithotritie ; je ne crois pas que les journaux aient bien rendu la pensée de M. Amussat, car j'ai entendu moi-même ce chirurgien dans ses leçons, nous déclarer avec une franchise remarquable qui

moins ces accidens sont fort rares. Dans la taille, les cas les plus favorables ne sont pas exempts des dangers de l'hémorrhagie et d'autres accidens ; dans ces cas, la lithotritie réussit à merveille. Donc la lithoritie est la règle et non pas l'exception.

M. Velpeau. — Je vois bien maintenant que nous ne sommes pas d'accord (*On rit.*). Vous vous ferez lithotritier quand vous aurez une petite pierre. M. Sanson le dit également, mon Dieu, et moi aussi... (*Rire général.*) Mais ce sont là des exceptions, et il faut des faits pour juger si les accidens, après la lithotritie, sont aussi rares que vous le dites. Or, en voici : Les accidens nerveux ont tué plusieurs opérés à M. Civiale et un à M. Heurteloup. J'ai trouvé trois cas de mort par péritonite, on l'avait nié. MM. Tanchou, Bancal, Civiale, ont cité des cas de déchirure de vessie. Trois fois elle a été perforée, deux fois on a déchiré l'urètre ; M. Tanchon a lui seul cité cinq cas d'hémorrhagie (1). Or, notez que je ne me sers ici que des observations publiées, et il y en a qui ne l'ont point été. Que veux-je prouver par là ? que la lithotritie n'est pas plus exempte d'accidens que la taille. J'accorde volontiers que ceux de la taille sont plus graves ; mais cela n'est pas étonnant, les lithotriteurs

démontre sa bonne foi, tous les accidens qui peuvent arriver ou qui lui sont arrivés pendant et après la lithotritie. Il ne les niait pas, il les exposait, fixait sur eux notre attention et nous apprenait à les éviter, ou bien à les combattre lorsqu'ils se présentaient.

(1) Je regrette que M. Velpeau, en faisant des citations dans une question de si grande importance, n'ait point indiqué où il les prenait, car cela aurait de beaucoup allégé la recherche de ses citations. Ainsi M. Velpeau dit que M. Tanchon cite cinq cas d'hémorrhagie. J'ai parcouru le livre de M. Tanchon, connu sous le nom de *Nouvelle Méthode pour détruire la pierre dans la vessie sans opération sanglante.* (Paris, 1830), et je n'y ai trouvé que trois cas d'hémorrhagie après la lithotritie : 1° chez M. Morin, qui a été opéré par M. Civiale ; il survint une hémorrhagie du canal de l'urètre, car M. Civiale retira la pince renfermant un fragment qui déchira le canal (pag. 67) ; 2° un malade opéré par M. Dupuytren, a rendu un peu de sang, et on cessa le broiement. Le

ayant soin de prendre les malades les mieux disposés. Je ne rejette pas absolument la lithotritie, je l'ai dit dans mon rapport ; seulement, je crois qu'elle perdra un peu dans l'avenir (1).

M. Lisfranc. — Nos adversaires conviennent que s'ils avaient la pierre, ils la feraient broyer. *La lithotritie est sauvée.* (*Vives réclamations.* — M. Sanson. — J'ai dit pour un calcul commençant!) Qu'importe d'ailleurs devant les faits ? Je vous ai rapporté un tableau statistique qui est soumis en ce moment au jugement de l'Institut : il faut en démontrer la fausseté.

On élève bien haut les accidens de la lithotritie ; elle laisse des catarrhes vésicaux, dit-on, mais n'en reste-t-il pas après la taille? Oublie-t-on les suites bien autrement graves, les accidens bien autrement nombreux de la taille même dans ces cas que vous appelez favorables? Quand

malade est mort huit jours après , mais pas de l'hémorrhagie (page 340) ; et 3° M. Tanchon dit qu'un malade de M. Amussat a eu le canal de l'urètre éraillé ; il y a eu une forte hémorrhagie, et le malade est mort (pag. 366). Peut-être M. Tanchon a cité des faits ailleurs ; mais je n'ai pas trouvé plus de ces trois citations. Dans la seconde, on ne peut point nommer hémorrhagie la sortie d'un peu de sang ; cela arrive aussi quelquefois après le cathétérisme le plus simple. J'ai cité ce cas seulement pour être exact et ne rien omettre. Il n'y a donc que deux cas d'hémorrhagie. Dans ce qui concerne la troisième citation , M. Amussat nous a assuré dans ses cours, qu'il n'a pas perdu un seul malade après la lithotritie , par suite d'hémorrhagie, et qu'aucun des malades lithotriticés par lui n'a eu une forte hémorrhagie ; il nie donc complètement le fait cité par M. Tanchon ; enfin , d'après ce que je viens de dire , dans l'ouvrage de M. Tanchon , il ne reste pour moi qu'un seul cas avéré d'hémorrhagie après la lithotritie , c'est celui de M. Morin , lithotritié par M. Civiale ; et encore ce malade n'est point mort de cette hémorrhagie.

(1) On entend déjà M. Velpeau tenir ici un langage bien différent de celui de son rapport; il croit que la lithotritie *perdra un peu* seulement dans l'avenir.

Je ferai remarquer ici encore que dans le rapport et les discussions sur la taille et la lithotritie pages 35 et 36, on a voulu aggraver les accidens de la lithotritie , en mettant par exemple, au lieu de *deux* cas de déchirure de l'urètre, *dix;* au lieu d'un malade mort d'accidens nerveux , chez M. Heurteloup : *plusieurs* , ainsi de suite.

le calcul est petit, la taille est bien loin d'être innocente ; je m'en rapporte à tous les praticiens ; je ne parle
pas de ces méprises déplorables auxquelles la taille seule
est sujette ; combien de fois, après avoir ouvert la vessie, ne l'a-t-on pas trouvée vide, et les malades sont
morts de l'opération. M. Sanson allègue qu'avec la lithotritie on n'est pas sûr d'extraire tous les fragmens ; je
suis convaincu du contraire, et par moi-même, et d'a-
près tout ce que j'ai vu sur d'autres opérés. Tant qu'il
reste un fragment de pierre, le malade souffre et accuse
sa présence, et avec la position favorable qu'on lui fait
prendre, et l'habileté bien connue des lithotriteurs, il
est très facile de l'extraire. En résumé, M. Velpeau
pense que la lithotritie perdra *un peu* dans l'avenir ;
qu'il en soit ainsi, elle peut perdre beaucoup, et demeurer encore la méthode générale.

M. Velpeau. — Je crains que l'Académie ne soit
fatiguée (De toutes parts : non ! non !). Je répète donc
que quand je me ferais lithotritier, moi et cinquante
autres médecins, cela ne prouverait rien en faveur de
la lithotritie (Oh ! oh !). M. Lisfranc a fait un nouveau
reproche à la taille, c'est qu'on la fait quelquefois
quand il n'y a pas de pierre ; mais cela est commun à la
lithotritie. En voici un exemple tout récent : Un lithotriteur sonde un malade, il trouve un calcul trop gros
pour le broyer ; il appelle un chirurgien pour pratiquer
la taille ; il n'y avait point de pierre (Rire général).

Une voix. — Mais le fait prouve contre la taille.

Il est cinq heures et quart, la séance est levée, et la
discussion renvoyée à mardi prochain (1).

(1) En général pour tout ce qui concerne cette séance, voyez le n° 19
de la *Gazette médicale*, le n° 55 de la *Lancette française* de 1835,
et la note déposée à l'Académie par M. Amussat, et qui a déjà été citée

Séance du 12 mai.

M. Souberbielle communique à l'Académie le détail d'une opération de la taille latérale qu'il a faite sur un médecin d'Andelot (Haute-Marne); le calcul avait le volume d'une grosse amande avec sa coque, il était enchatonné (1) dans une vessie très ample, et le périnée fort épais rendait l'extraction difficile. Cependant dix jours après, la cure était radicale, et le convalescent pouvait sortir.

A cette occasion, l'auteur fait quelques réflexions sur la discussion qui a eu lieu dans la dernière séance. Sur les 133 malades cités comme opérés par lui, plus de 3o avaient été soumis antérieurement à des tentatives infructueuses de lithotritie.

Je nie (le conseil n'a pas jugé à propos de communiquer cette partie suivante de la lettre) complètement la presque innocuité dont on gratifie les tentatives du broiement et les prétendus perfectionnemens apportés au manuel opératoire. En effet, dit-il, les mêmes accidens survenus à la naissance de la lithotritie se reproduisent encore aujourd'hui, et dans les mains des mêmes opérateurs. Ainsi, si en 1824, M. Turgot a eu le rectum et l'urètre perforés; si, en 1826, le docteur Petit a eu une déchirure du canal et cinq dépôts urineux; en 1828, M. Le Sénécal a eu une perforation de l'urètre et du corps caverneux; M. Gasselin a eu une déchirure du canal et un abcès de la paroi antérieure de la vessie; en 1832, le général Roguet présenta encore un exemple de déchirure urétrale et d'infiltration urinaire; et, en 1834, M. Hector Chaussier a eu la

---

(1) Il est vraiment à noter que l'enchatonnement d'une pierre, circonstance si rare, se rencontre chez un très grand nombre de malades opérés par M. Souberbielle; car sur cinquante qu'il a taillés, 13 portaient des pierres enkistées, enchatonnées ou logées dans des cavités appendiculaires de la vessie.

vessie pincée deux fois, et deux portions de sa membrane muqueuse sont entraînés par l'instrument lithotriteur.

M. Souberbielle rappelle que, depuis 1825, il n'a cessé de réclamer la formation d'une commission qui prendrait connaissance de tous les cas de taille ou de broiement dans Paris (1).

(1) A l'occasion du récit que fait M. Souberbielle sur des accidens arrivés après la lithotritie chez certains malades, je dirai qu'on aurait pu faire une liste bien plus grande des accidens arrivés aux malades qui ont été taillés, on aurait pu citer par exemple que des soixante malades qui furent confiés à frère Jacques, à Paris, dans les hôpitaux de l'Hôtel-Dieu et de la Charité, treize seulement guérirent complètement, vingt-trois moururent et les autres restèrent avec des fistules, des blessures du rectum, etc. (*Médecine opératoire* de M. Velpeau, tome 3, page 720), ainsi que d'autres tableaux statistiques très défavorables pour la taille ; sans parler même comme le fait M. Souberbielle des malades pris isolément dans la pratique des chirurgiens ; est-il juste de montrer les insuccès sans faire mention des succès de la lithotritie ? Mais nous verrons d'ailleurs en examinant ces observations, qu'elles ne sont d'aucune valeur pour décider la question ; car tous ces malades presque sans exception ont été soumis à la lithotritie par perforations successives, méthode abandonnée, souvent dangereuse, d'une exécution difficile, et qui exige beaucoup de séances pour broyer le calcul ; je demanderai à M. Souberbielle s'il a eu beaucoup de malades à tailler après que la lithotritie par percussion a été employée sur eux sans succès ? il dit lui-même que sur plus de trente sujets qui s'adressèrent à lui pour être taillés, plus de vingt ont été lithotritiés par M. Civiale ; je crois que les autres malades ont été soumis à la méthode ancienne. On a dit et on a cherché à prouver par des faits, que les mêmes accidens arrivent maintenant comme auparavant ; oui, ils arrivent, et ils arriveront toujours, lorsqu'on emploiera la même méthode. Si quelqu'un voulait employer encore à l'avenir la méthode de perforations successives ; sa statistique pour la lithotritie serait nulle et on aurait tort de l'accepter ; en dernier lieu, je dirai qu'il n'y a pas de méthode qui ne puisse se compliquer d'accidens, mais les accidens sont de trois genres, 1° ceux qui appartiennent à l'opération même ; 2° ceux qui arrivent par hasard et ne sont point propres à l'opération ; il est donc à désirer que l'on établisse une distinction exacte entre eux ; si par exemple en faisant la trépanation des os du crâne, je les dépasse et j'entre dans le cerveau, si en cherchant une artère pour la lier, je la blesse, serais-je en droit de dire que ce sont des accidens propres à ces opérations ? sans doute non, de même que si en faisant la lithotritie je perforais la vessie ; 3° enfin il y a encore des accidens qui ne sont pas propres à une opération, mais qui peuvent néanmoins arriver après chaque opération. Pour ce qui concerne la lettre de M. Souberbielle, je n'ai pas trouvé nécessaire d'en faire une analyse ; selon moi, elle ne prouve rien. Je ne l'ai pas insérée dans mon ouvrage, car elle est la propriété de l'auteur, et n'est pas publique, n'étant pas insérée dans les journaux.

M. Labat adresse des réflexions sur la même discussion, et annonce qu'il s'occupe d'un mémoire où il montrera les avantages des nouveaux procédés de la lithotritie; en attendant, après avoir manifesté des regrets de ce que la question a été traitée sous un point de vue peu scientifique, M. Labat dit que les statistiques données par M. Velpeau n'ont pu rien prouver, parce que la lithotritie s'est perfectionnée, et qu'il y aurait injustice à lui reprocher les fautes commises à son origine. L'attaque de M. Velpeau aurait pu être soutenue avec succès en 1822; mais elle est inexcusable en 1835: il proteste contre le reproche fait à cette opération de n'être applicable qu'aux petits calculs, et déclare que le mode actuel d'instrumentation et les principes sur lesquels il repose ne doivent faire craindre, ni douloureux tâtonnement pour saisir le calcul, ni le risque permanent de pincer la vessie.

M. Labat termine sa lettre par trois propositions :

1° Dix calculeux pris moitié parmi ceux qui veulent se faire lithotritier et moitié parmi ceux qui ont l'intention formelle de se faire tailler, seront divisés en deux sections; on taillera l'une, on lithotritiera l'autre;

2° Si la lithotritie sort victorieuse de la lutte, M. Velpeau soldera la somme de 1,000 fr. aux dix opérés; dans le cas contraire, pareille somme sera soldée par son adversaire;

3° Un jury, composé d'un tiers de membres de l'Académie, d'un tiers de docteurs étrangers à cette société et d'un tiers d'élèves de quatrième année, sera appelé à faire le choix des calculeux et à décider sur les résultats obtenus au bout d'un mois de traitement..... Cette dernière partie de la lettre, par décision du conseil, n'a point été lue à l'Académie.

La fin de la lettre de M. Souberbielle et la lettre de M. Labat ne sont pas lues par suite d'une décision

du conseil d'administration et malgré la demande de
M. Amussat (1).

Séance du 19 mai 1835.

M. Souberbielle informe l'Académie d'une nouvelle opération de taille qu'il vient de pratiquer à
l'Hospice de la Faculté de Médecine, sur un malade
de 72 ans, le calcul pèse quatre onces un gros et demi.

L'ordre du jour est la continuation de la discussion
sur la lithotritie.

M. Roux demande la parole pour un fait personnel.
A la fin de la dernière séance, dit l'honorable membre, M. Velpeau a cité le fait d'un chirurgien qui aurait pratiqué la taille, sans qu'il y eût de pierre ; un lithotriteur avait cru en trouver une, et le fait était cité
pour prouver que les erreurs de ce genre sont aussi
bien communes à la lithotritie et à la taille, c'est de
moi qu'il s'agissait, et je dois, dans l'intérêt de la vérité, dire ici ce qui s'est passé. Un chirurgien qui s'occupe spécialement de lithotritie avait, en effet, constaté la présence d'un calcul, il avait même tenté de le
broyer ; mais la pierre parut être trop volumineuse
pour être saisie par les instrumens ordinaires, il se ré-
signa donc à faire tailler son malade. Je fus choisi pour
l'opération, mais le malade était si pusillanime, qu'il
refusa de me laisser constater par le cathétérisme la présence de la pierre, et ce ne fut qu'au moment même
de la taille que je pus enfin le sonder à plusieurs reprises, et toujours sans trouver de calcul. Le chirur-
gien-lithotriteur qui était présent et devait m'assister
dans l'opération, explora la vessie à son tour, il ne
sentit pas la pierre plus que moi ; *et le malade ne fut pas*

(1) Voyez pour ce qui concerne cette séance, le n° 20 de *la Gazette médicale*, le n° 59 de la *Lancette Française*, et le n° 217 du *Réformateur*
de l'année 1835.

taillé. Il a succombé depuis à d'autres accidens ; et sa femme n'ayant pas voulu consentir à le laisser ouvrir, nous n'avons donc pu nous assurer si la vessie était vide, ou bien, si, comme cela arrive fréquemment, le calcul s'était réfugié en quelque coin de l'organe, où il échappait aux recherches de la sonde ; voilà le fait dans sa réalité : mais il sert toujours à démontrer ce qu'a avancé M. Velpeau, que l'on peut se tromper sur la présence d'un calcul, soit que l'on fasse la taille, soit qu'on pratique la lithotritie (1).

M. Ségalas demande la parole pour un fait personnel (Murmures.) Il expose qu'il n'était pas aux dernières séances ; mais, d'après le compte-rendu des journaux, M. Velpeau aurait dit qu'on a eu tort de présenter l'application de la lithotritie aux enfans, comme une pratique nouvelle. Comme c'est moi qui ai lu à l'Académie le seul travail sur la lithotritie chez les enfans qui lui ait été présenté avant celui qui fait l'objet du rapport en discussion, j'ai dû prendre ce reproche pour moi ; or, je n'ai point dit que ce fût une pratique nouvelle ; et, en effet, il y a déjà six ans que je l'ai faite sur un enfant qui a été montré à l'Académie. (Murmures et cris ; ce n'est point un fait personnel. L'ordre du jour !)

M. Lisfranc. — Presque toute l'argumentation de M. Velpeau, dans la dernière séance, a porté sur des chiffres ; il a accumulé les statistiques, tendant à démontrer les brillans succès de la taille, l'énorme mortalité de la lithotritie. C'est sur ce terrain que je veux le suivre. Et d'abord, qu'il me soit permis de faire quelques observations. Pour qu'une statistique ait quelque

______

(1) M. Roux dit que le fait démontre, ainsi que M. Velpeau l'a prétendu, qu'on peut se tromper sur la présence d'un calcul en pratiquant la lithotritie, tout aussi bien qu'en faisant la taille. Pour moi, le fait démontre le contraire et je ne comprends pas qu'on puisse prendre un calcul entre les deux branches de l'instrument lorsqu'il n'existe pas.

valeur, il faut qu'elle réunisse diverses conditions. La première, sans doute, est de comprendre indistincte-ment tous les faits, de ne pas trier à plaisir ceux qui sont favorables, en laissant les autres dans l'ombre. La seconde est de citer juste; car, si les élémens sont inexacts, qui pourra compter sur les résultats? La troisième enfin, est de peser mûrement les faits qu'on met en regard, pour ne pas comparer entre eux des élémens tout-à-fait dissemblables; et c'est dans ce sens que nous adoptons pleinement cette maxime célèbre : *Non numerandœ sed perpendendœ sunt observationes.* Voyons si la statistique de M. Velpeau remplit bien ces trois conditions.

Et d'abord, pour ce qui regarde la lithotritie, j'ai déjà fait voir que M. Velpeau s'était arrêté à quel-ques résultats favorables à sa thèse, en apparence, et qu'il n'avait pas tenu compte des autres. Il a pris trois ou quatre comptes-rendus partiels, et n'a dit mot des chiffres bien autrement élevés, rapportés par M. Bégin, d'après M. Civiale. Il a omis également de parler des résultats obtenus à Londres par M. Heurteloup qui, sur 58 malades lithotritiés n'en a perdu qu'un seul. Mais je passerai rapidement sur cette première objec-tion, du moins M. Velpeau s'est-il appuyé sur des faits bien exacts?

M. Bancal, a-t-il dit, sur 14 opérés n'en a guéri que deux; les douze autres sont morts ou ont gardé leur pierre. Un pareil résultat serait bien grave, et l'on ne concevrait pas que M. Bancal, après tant d'insuc-cès, se porte encore le défenseur enthousiaste de la lithotritie. Heureusement le mal n'est pas si grand, et d'abord, au lieu de deux individus guéris, M. Bancal en cite quatre, trois hommes et une femme. J'ai entre les mains les détails résumés de ces observations, mais je ne veux pas en fatiguer l'Académie, je renverrai seulement aux observations 1, 2 et 4 du livre de

M. Bancal (1), pour les hommes, et à la première des observations qni ont trait aux femmes.

Mais enfin, que sont devenus les dix autres sujets?

Ici je dois d'abord établir que M. Bancal n'a point voulu faire de statistique; tout son livre étant partagé en trois sections, *cas favorables à la lithotritie, cas compliqués et cas contre-indiqués*; il a ajouté à chaque chapitre des observations comme exemples et comme preuves à l'appui des doctrines; ce sont des faits choisis qu'il rapporte, et conséquemment des faits qui ne peuvent servir d'élémens de statistique; mais il s'en faut de beaucoup encore que ces dix malades aient été opérés et soient morts ou aient gardé leur pierre. Ainsi, dans trois cas, le calcul n'a pu être saisi, il n'y eut donc pas d'opération; dans un autre, le calcul ne fut détruit qu'en partie; enfin, des trois individus qui ont succombé, l'un offrit à l'autopsie, un squirrhe de pylore, avec une altération profonde des reins; un second ne fut point lithotritié; après trois introductions de la sonde, de dix minutes chacune, il survint une fièvre avec frisson à laquelle il était sujet depuis longues années, et qui l'emporta. Enfin, le troisième, qui était venu de Madrid à Bordeaux, et vint ensuite de Bordeaux à Paris, mourut ici avec des lésions organiques très graves des organes urinaires, qui furent démontrées par l'autopsie. Ainsi, pour les faits de M. Bancal, M. Velpeau ne les a donc ni assez bien comptés, ni assez bien appréciés.

Je ne trouve pas qu'il ait été beaucoup plus heureux dans ses recherches sur la taille.

1º M. Velpeau dit qu'à l'hôpital de la Charité, de 1719 à 1728 on a taillé 1200 pierreux, sur lesquels il en est mort 255, ce qui fait un mort sur 4 et demi environ. On trouve dans le *Traité de la taille* de Morand,

(1) *Manuel pratique de la lithotritie*, Paris 1829.

un relevé des opérations faites à la Charité de 1720 à 1727 inclusivement ; le total ne va qu'à 208 opérés, sur lesquels il y a eu 71 morts, c'est-à-dire un sur trois opérés.

Morand donne un autre tableau tiré de l'Hôtel-Dieu, durant le même temps ; on y trouve un total de 604 opérés, sur lesquels 184 sont morts, ou un sur trois un quart environ.

En ajoutant ces deux tableaux ensemble, on obtient un total de 812 opérés, sur lesquels 255 sont morts, un sur 3 et un sixième. JE NE CONNAIS PAS D'AUTRES TABLEAUX PUBLIÉS DEPUIS CETTE ÉPOQUE ; il est même à noter que le chiffre des morts de l'Hôtel-Dieu et de la Charité ensemble est le même que celui que M. Velpeau attribue à la Charité seule ; mais il y a une énorme différence entre son total de 1200 opérés, et le total réel qui est de 812.

Morand donne ailleurs (*Opuscules de chirurgie*) le tableau des pierreux taillés à la Charité, de 1731 à 1735, sur 71 opérés 32 sont morts.

2° M. Velpeau dit que sur 1629 opérés, Saucerotte n'en a perdu que 147. De ces 1629, il faut d'abord déduire 65 femmes, chez lesquelles on sait que la taille est bien moins périlleuse ; en effet, sur 65 femmes, deux seulement sont mortes, restent 1564 calculeux mâles, sur quoi 145 sont morts, c'est-à-dire, un sur onze opérés environ, ce qui est encore très beau. A quoi tient un semblable succès ? le voici : Saucerotte n'opérait presque que sur des enfans ; ainsi, sur 1564 calculeux, on en compte 1119 au-dessous de 13 ans, de 41 à 78 ans, époque où la mortalité est bien plus grande, Saucerotte n'en a eu à tailler que 66 ! Jamais la taille n'a été pratiquée dans des conditions plus favorables.

3° M. Velpeau cite des résultats obtenus en Angleterre, publiés par MM. Smith et Cross. Ils sont moins beaux que ceux de Saucerotte, mais ils sont encore satisfaisans. J'ai trouvé dans le *Dictionnaire de chirurgie*, de Samuel Cooper, art. *Calculs urinaires*, des tableaux qui diffèrent un peu de ceux de M. Velpeau et qui permettent de concevoir alors les succès des Anglais.

A Bristol, sur 355 malades on en comptait 177, la moitié au-dessous de 14 ans; malgré cette circonstance si favorable, la mortalité générale est de 1 sur 4 et demi. Chez les calculeux qui avaient passé 60 ans, la mortalité est de un sur deux ou deux et demi au plus.

A Leeds, la proportion est meilleure; sur 197 calculeux, il n'en meurt que 28, un sur 7 environ, mais le nombre des opérés au-dessous de 14 ans était de 101, plus de la moitié.

Il y a même une autre déduction à faire : ainsi, en réunissant les chiffres de ces deux hôpitaux, on aurait 552 opérés : il faut en ôter 16 femmes.

Pour l'hôpital de Norwich, les chiffres et les documens sont bien plus précis; il y a eu 506 opérés, dont 28 femmes; nous écarterons ces 28 femmes qui n'ont donné que 2 morts, ou un sur 14 ; il nous restera 478 calculeux, sur lesquels 68 sont morts, c'est-à-dire un sur 7, résultat magnifique encore; mais sur ces 478 opérés, il y en avait 227 au-dessous de 14 ans, et pour ceux-là on convient que la taille est préférable à la lithotritie. En effet, sur 227 enfans, il n'en est mort que 12, c'est-à-dire un sur 19; mais sur les 251 restant et compris sous le nom d'adultes, quoique ceux de 15 et 20 ans offrissent encore de bien belles chances, veut-on savoir combien il en est mort? 56, c'est-à-dire un sur 4 et demi. Il n'y a plus tant de quoi se vanter.

4° Cheselden, dit-on, sur 213 taillés n'a eu que 24 morts, un sur 9 à peu près; cela demanderait à être prouvé, d'autant plus que Cheselden avoue quelque part (Morand, *Opuscules de chirurgie*), que sur 10 malades taillés par lui, au haut appareil, 4 moururent et un cinquième éprouva des accidens affreux, *étant devenu comme un squelette par ses souffrances.* Ce qu'il y a de plus clair là-dedans, c'est que Cheselden avait besoin de déprécier la taille suspubienne, pour vanter son procédé périnéal

5° Frère Côme, sur 100 opérés n'en a perdu que 19, un sur 5 ; notez qu'il faut ôter de ce nombre 59 femmes, après quoi il vous restera 41 hommes, donc il est mort 10, c'est-à-dire un sur 4.

6° On cite les assertions de Petrunti, Pajola, Santoro, etc., etc., qui ne perdent en Italie que 1 malade sur 20, 25, 56 opérés, cela est peu croyable, si on le compare aux documens donnés par la *Gazette médicale* du 4 avril 1835, sur les opérations faites depuis 14 ans dans les hôpitaux de Naples, sur 440 opérés, il en est mort 65, c'est-à-dire un peu plus de un sur 7. C'est déjà un déchet considérable. Si ensuite nous ôtons du chiffre total 14 femmes, il restera 426 calculeux, sur lesquels 203 n'avaient pas atteint l'âge de 15 ans ; à prendre les proportions de mortalité indiquées pour cet âge à l'hôpital de Norwich, on voit que les succès des lithotomistes napolitains se réduisent à peu près à ceux que nous obtenons à Paris.

Il résulte bien évidemment de tout cela que, ni la lithotritie n'est aussi fatale, ni la taille aussi heureuse qu'il avait été dit. J'ajouterai une autre réflexion ; c'est qu'à mesure que la lithotritie deviendra populaire, les malades que la taille effrayait, viendront de meilleure heure consulter le chirurgien, le nombre des calculs anciens et volumineux décroîtra naturellement, et puisqu'il est accordé que pour les petits calculs, la lithotritie doit être préférée, c'est donc une chance de plus qu'elle a dans l'avenir de devenir méthode générale.

M. Velpeau. — Je suis bien aise de voir que M. Lisfranc se soit servi aussi de relevés statistiques, car dans

l'avant-dernière séance, les défenseurs de la lithotritie
les repoussaient comme de mauvais argumens (M. Lisfranc : Non pas moi.) Mais cela se conçoit, quand la
statistique donne des résultats contraires, on la rejette;
quand elle est favorable, on l'approuve; après tout,
ai-je donné moi-même comme incontestables, les succès annoncés par la taille? On ne me croira pas assez
crédule pour admettre qu'on ne perd qu'un opéré sur
40 taillés, ou sur 25 ou même sur 20, j'ai été le premier à dire qu'on pouvait en rabattre, si l'on voulait,
à condition de me laisser rabattre moi-même sur les
succès de la lithotritie.

On me reproche d'avoir omis de citer les relevés publiés par M. Bégin; mais j'ai mieux fait : j'ai pris les
comptes-rendus et les ouvrages de M. Civiale lui-même;
c'est là que j'ai *puisé et pesé* mes observations. Mais pour
me servir d'une expression émise dans la discussion,
les personnes qui se livrent spécialement à la lithotritie le font vraiment avec amour, et l'amour est aveugle
quelquefois (1). Ainsi, tous les malades qu'on a essayé de
broyer sans succès, et qu'on a été obligé d'abandonner
après quelques tentatives, on ne les compte point parmi
les opérés, ceux qui en sont morts, on les dit morts
avant l'opération; c'est ainsi qu'on arrive à de si beaux
chiffres. Je prendrai même ces fameux relevés de
M. Bégin, qu'y voyons-nous? sur 429 calculeux qui se
sont adressés à M. Civiale, il n'en a trouvé que 244 sus-
ceptibles d'être lithotritiés; et voyez d'abord cette méthode générale qui commencerait par rejeter près de la
moitié des malades! Mais, messieurs, sur les 183 autres,

(1) M. Amussat a dit : « Il faut aimer cette opération pour la pratiquer
» avec succès; beaucoup de chirurgiens, on le sait, n'ont pas une
» grande affection pour elle. » Peut-on en déduire, comme le fait
M. Velpeau, que MM. les lithotriteurs ont un amour aveugle pour cette
opération. Certainement, il faut aimer une opération pour la faire bien;
de même qu'il faut aimer la chirurgie, par exemple, ou toute autre science
à l'étude de laquelle on veut se livrer.

on ne tient compte que de 88 opérés par la taille ; que
sont devenus les 97 restans ? Le voici. Écoutez bien :
« Sur ces 97 cas, il n'y a pas eu réellement de litho-
» tritie, soit que les désordres généraux et les altéra-
» tions organiques locales eussent fait assez de progrès
» pour enlever tout espoir de réussite, soit que les
» malades aient refusé de se soumettre à *d'autres tenta-*
» *tives*, après qu'on eût reconnu l'impossibilité de pra-
» tiquer le broiement. » Cela fait donc deux classes ;
les uns qui ont très probablement succombé, bien
qu'on ne le dise pas , puis qu'on avoue que tout espoir
était perdu ; les autres chez qui on a fait plusieurs tentatives et qui ont *refusé de se soumettre à d'autres essais.*
Et parmi ceux-là, qui constituaient au moins des
échecs, quand même les malades auraient survécu,
pense-t-on qu'il n'en soit point mort ?

Mais lisez les observations publiées avec détail par
M. Civiale lui-même, vous voyez combien ces prétendues opérations préliminaires sont graves, combien elles
emportent de malades : vous concevez pourquoi il a
fallu les rejeter du cadre des opérations définitives,
pour ne pas effrayer le public par un chiffre énorme
de mortalité.

Rétablissons donc les chiffres : au lieu de 244 lithotrities, mettez-en 341 ; sur ce nombre vous n'avez
de votre aveu que 236 guérisons. Mais ce n'est pas tout,
car la lithotritie a fait choix ici des meilleurs malades,
il en reste 88 qu'elle a laissés à la taille, et sur ce chiffre des malades les plus mauvais, 48 sont morts , sans
parler de 8 autres qui ont conservé des infirmités ;
ainsi sur un total de 429 calculeux, avec les ressources
combinées de la taille et de la lithotritie, vous avez
obtenu de votre aveu 268 guérisons , 161 sont morts
ou restés infirmes , ou ont gardé leur pierre. Eh bien !
la taille toute seule , même avec les résultats auxquels
est arrivé M. Lisfranc , la taille , avec un mort sur 4 ,

5 ou 6 opérés, est encore beaucoup plus favorable.

On a cité ensuite les succès de M. Heurteloup. M. Heurteloup voit aussi la lithotritie avec amour ; il écarte avec soin les faits qui pourraient lui nuire. Si ce point rétréci de la question qui s'agite en valait la peine, je pourrais examiner les résultats annoncés par M. Heurteloup ; j'ai là des lettres de plusieurs chirurgiens distingués de Londres, qui ont vu de ces opérations de lithotritie, mais je ne m'en servirai qu'autant que j'y serai obligé.

On m'a repris sur M. Bancal ; au lieu de deux guérisons sur 14 malades, il y en a quatre ; eh bien ! admettez ces 4 succès et concluez !

Pour les relevés statistiques de la taille, M. Lisfranc a cité des chiffres différens des miens : probablement c'est que nous n'aurions pas puisé aux mêmes sources (1). Mais en allant aussi loin que M. Lisfranc, il est certain au moins que la taille ne perd qu'un malade sur 4 opérés. Eh bien ! il faut nous démontrer que la lithotritie n'en perd pas davantage, avant de la prendre comme méthode générale. Je pourrais dire aussi que ni les relevés statistiques de la taille, ni ceux de la lithotritie ne présentent d'authenticité suffisante, à l'exception d'un ou deux peut-être (2).

Or, il n'est point de statistique égale à celle de Cross de Norwich, qui a noté l'âge, le poids de la pierre, le jour et l'heure, etc. ; et tout cela noté non par lui, mais par des personnes de la maison. Son travail a été soumis à l'examen d'une société savante, et a obtenu le prix Jaksonien.

Dans les relevés de lithotritie, nous ne trouvons pas cela, et nous ne pouvons accepter le simple dire de ces messieurs, car à leur insu ils font valoir les

(1) Pour les relevés de l'Hôtel-Dieu et de la Charité, il n'y a pas d'autres sources que celles que M. Lisfranc a citées.

(2) Voyez le numéro 24 de la *Gazette médicale de* 1835. Après ces paroles, y a-t-il une statistique possible ? M. Velpeau a donc fait des statistiques auxquelles lui même n'ajoute pas foi ?

avantages et dissimulent les circonstances contraires. Dans des circonstances où ils disent que la mort est arrivée par des circonstances étrangères, il ne serait pas difficile de prouver qu'elle a eu lieu par suite de manœuvres évidentes.

Un malade sort de l'hôpital après vingt-trois séances, on dit qu'il n'a pas été opéré, il meurt; ou bien on le taille et il meurt encore. Je n'en fais pas un crime aux lithotriteurs, mais je dis qu'ils ne sont pas en position de donner des détails qui décident la question (1). On s'abuse sur les succès, même sans y mettre de charlatanisme. Ainsi, dans le livre de M. Civiale, où respire partout la plus entière bonne foi, vous voyez cités un grand nombre d'individus sortis soi-disant sans avoir été opérés, parce que, après trois ou quatre tentatives, on a renoncé à la lithotritie. Les lithotomistes peuvent s'abuser de même et mettre beaucoup de morts sur le compte de maladies étrangères à l'opération. Voilà pourquoi j'insiste sur cette idée d'essais publics et comparatifs entre les deux opérations, ou bien encore, comme on l'a proposé, d'une commission de chirurgiens qui suivraient toutes les opérations commencées dans les établissemens publics, et tiendraient note des résultats. Alors, mais seulement alors, nous aurons des élémens d'appréciation positifs.

Je n'ai plus à réfuter qu'une seule assertion, M. Lisfranc pense qu'à l'avenir les malades se présentant de meilleure heure, nous n'aurons à faire qu'à de petits calculs faciles dès-lors à broyer; mais y a-t-on bien songé? Ne sait-on pas que les malades gardent très souvent leur pierre sans la sentir, que le calcul est déjà très gros quand ils commencent à se plaindre, et qu'ignorant la cause de leur mal, ils vont ainsi, et le gardent parfois huit, dix, quinze ans et plus? Certes, depuis dix ans,

____

(1) Voyez le numéro 64 de la *Lancette française* de 1835.

la lithotritie a fait assez de bruit dans le public, et la proportion des grosses pierres, toujours plus nombreuses que les petites, n'a aucunement diminué.

M. Amussat. — Messieurs, la question agitée devant vous est d'une haute importance; si le rapport de M. Velpeau eût été adopté sans contradiction, il aurait eu un funeste retentissement partout où se pratique la taille, et quand cette discussion n'aurait eu pour effet que d'empêcher ce fâcheux résultat, elle aurait encore été un bienfait pour l'humanité et pour la science. Mais déjà, si je ne me trompe, elle a fait luire de telles lumières que la décision ne saurait plus être douteuse.

Toute l'argumentation de M. Velpeau porte à peu près sur ces deux points : 1º la taille dans l'enfance a véritablement moins d'inconvéniens que la lithotritie ; 2º les relevés statistiques sont en faveur de la taille.

La première assertion est accordée et ne prouve rien d'ailleurs pour la question générale. Quant à la seconde, je répète que je n'accorde aucune confiance à la statistique comparative, parce que les élémens en sont trop inexacts ; et comment pourrais-je y croire, quand vous avez entendu M. Velpeau lui-même dire que les relevés qu'il cite étaient empreints d'une évidente exagération? J'ai déjà comparé cette statistique pour les opérations, à la statistique des batailles, où chaque parti prétend avoir perdu moins de monde que l'ennemi. Mais, dit M. Velpeau, on n'a qu'à prendre un nombre égal de calculeux pour la lithotritie ou pour la taille, les opérer en public, sous les yeux d'une commission, on aura alors des données positives. Je dis d'abord parce que quand même cette expérience pourrait être faite, elle ne prouverait rien. J'ai été dupe une fois de ces promesses de la statistique; j'avais essayé de comparer l'extraction et l'abaissement de la cataracte ; et ici cependant les conditions étaient les plus semblables possibles ; on pouvait opérer un œil d'une façon, l'autre de l'autre; et bien! les chiffres n'ont rien prouvé du tout ; tantôt une opération réussissait mieux, d'autres fois plus mal : il pourrait en arriver autant de vos expériences, que concluriez-vous alors (1)? Mais surtout je m'élève contre cette proposition comme inhumaine et barbare ; je m'élève contre cette assertion que le chirurgien peut choisir à son gré tel ou tel moyen ; quand il s'agit de vie ou de mort, non, le choix ne saurait être libre, il y a obligation de préférer l'opération la moins grave, le broiement de la tête du fœtus à l'opération césarienne, le taxis à l'opération de la hernie étranglée, la lithotritie à la taille. Car, notez bien ceci, la lithotritie et la taille ne sont pas réellement en rivalité directe. Toutes deux ont leurs indications spéciales, et ce qui convient à l'une ne va pas à l'autre. C'est ainsi que, il y a dix ans, j'ai défendu de toutes mes forces la taille, que certains enthousiastes voulaient remplacer dans tous les cas par la lithotritie ; et par la même raison, je défends aujourd'hui la lithotritie contre les enthousiastes de la taille. Vous proposez, M. Velpeau, de soumettre aux deux opérations des malades placés dans les mêmes circonstances ; mais cette identité de circonstances est un rêve que la pratique n'a jamais réalisé. Si vos malades étaient dans les mêmes circonstances, ils devraient guérir tous ou succomber tous, car, pourquoi des effets différens avec des conditions semblables ? Vous supposez cependant qu'il

(1) Depuis peu j'ai vu se confirmer ce que disait M. Amussat sur l'impossibilité de faire des statistiques comparatives. Ce chirurgien a eu la complaisance de me permettre d'assister à l'opération de cataracte qu'il fit à madame Dubois (rue Montmorency, n° 1), le 1er juillet. M. Amussat a fait l'opération du côté gauche par abaissement, qui réussit à merveille, et le cristallin fut abaissé complètement avec une facilité étonnante, après quoi l'œil devint aussi pur qu'il est dans son état normal. Du côté droit, il procéda à l'opération par extraction à l'aide d'une incision oblique en haut ; elle présenta beaucoup de difficultés, car l'instrument était mauvais. Et certes, l'opération aurait manqué entre les mains d'un chirurgien moins habile que M. Amussat, qui a su surmonter cette difficulté avec la précaution qu'il employa, et la malade voit bien des deux yeux.

y aura des insuccès, c'est la proportion des insuccès que vous voulez même comparer. Mais ceux qui seront morts, direz-vous qu'ils étaient dans les mêmes circonstances que ceux qui ont guéri?

Mais je veux supposer un moment, en théorie, ce qui ne saurait exister en pratique, des conditions égales pour un certain nombre de malades ; je demande maintenant à M. Velpeau dans quelle classe de calculeux il choisira les individus à opérer. Osera-t-il comparer, par exemple, les deux opérations sur des sujets jeunes, dont la vessie soit saine, peu irritable et le calcul petit et peu dur? Evidemment, tout l'avantage serait ici pour la lithotritie. Prenez des circonstances tout opposées, la taille sera probablement plus heureuse. Que résulte-t-il de ceci, Messieurs? C'est que, manifestement, la question a été mal posée; c'est qu'il ne s'agit pas de savoir, en thèse générale, si une opération vaut mieux que l'autre, mais bien en quels cas elle vaut mieux que l'autre ; de savoir si l'une doit être la méthode générale et l'autre l'exception , mais dans quels cas l'une ou l'autre sera la méthode générale, l'une ou l'autre l'exception (1) ; car la taille et la lithotritie ne peuvent se comparer, l'opérateur ne peut pratiquer indifféremment l'une ou l'autre : ici des circonstances exigent la lithotritie ; là, d'autres nécessités indiquent la taille : ces deux opérations s'excluent pour ainsi dire l'une l'autre (2). (Très bien, M. *Double*, allez sur ce terrain , c'est ainsi que vous éclairerez l'Académie.)

Je dis donc, reprend M. Amussat, que déjà la grande majorité des calculeux peut se diviser en deux principales catégories : ceux pour qui la lithotritie doit être préférée, ceux pour qui la taille promet d'être plus favorable. (Mouvement marqué d'attention.) Je com-

(1) Voyez la *Gazette médicale*.
(2) Voyez le numéro 227 du *Réformateur* de 1885.

prends dans la première catégorie, les cinq cas suivans :

1er cas. Calcul petit, organes urinaires sains.

2e — Calcul un peu plus gros, vessie saine.

3e — Deux petits calculs, vessie saine.

4e — Trois petits calculs, vessie saine.

5e — Calcul du volume d'une noix, mais mou et friable, les organes urinaires sains.

Ainsi, les conditions les plus favorables pour la lithotritie, c'est que la vessie soit saine et les calculs petits ou friables, alors certainement, elle n'admet pas même de comparaison avec la taille, et là, vous avez ouï M. Velpeau dire, que lui-même, en cas pareil, se ferait lithotritier. Eh bien! ces cinq cas comprennent déjà aujourd'hui les deux tiers des calculeux ; si donc il ne s'agissait que d'une question de chiffres, elle serait résolue pour la lithotritie. Ajoutez qu'à l'avenir, comme l'a très bien remarqué M. Lisfranc, les malades, plus confians, réclameront plus tôt les secours de l'art; car je ne saurais regarder comme une réponse sérieuse, que les malades ne sentent la présence d'un calcul que quand il est volumineux.

La seconde catégorie comprend également cinq cas; ce sont les suivans :

6e cas. Calcul volumineux et dur.

7e — Calcul mural.

8e — Calcul volumineux, complication de catarrhe vésical.

9e cas. Deux gros calculs.

10e — Calcul unique remplissant la vessie.

Ce sont là des cas qui paraissent complètement dévolus à la taille, et cependant l'expérience nous a appris que cette loi générale souffrait de très nombreuses exceptions. Il ne faut pas perdre de vue dans cette discussion, que les accidens dont on nous oppose l'effrayante histoire remontent à une époque déjà loin de nous, où la lithotritie était dans son enfance, les instrumens mauvais, les opérateurs moins exercés. Il y a une époque de développement pour tous les arts ; que dirait-on de nous, si pour combattre la taille, nous allions remonter au temps d'Hippocrate, qui la regardait comme si terrible, qu'il la défendait à ses élèves ! C'est à partir de 1831, seulement, qu'il est permis de prendre la lithotritie pour la juger d'une manière impartiale. Depuis les progrès qu'elle a faits à dater de cette époque, les calculs qui exigeaient auparavant quinze, vingt, vingt-cinq séances, sont pulvérisés en quatre ou cinq séances ; la durée des séances a été elle-même abrégée, et je parle d'essais faciles à faire, les calculs sur la table, avec les différens instrumens. Tous les reproches adressés aux anciens procédés tombent donc devant les nouveaux, et c'est de la lithotritie actuelle qu'il s'agit.

Eh bien ! avec les perfectionnemens actuels, je dis que, dans tous les cas, il faut commencer par la lithotritie : *tâter le malade*, qu'on me passe l'expression ; si l'on a affaire à un sujet très irritable, qu'on s'arrête ; c'est la loi. Mais dans le plus grand nombre des cas, la douleur causée par le premier essai s'affaiblit au second, et ainsi de suite ; le malade s'habitue à la lithotritie, et à la fin il ne sent presque plus rien. Je prie l'Académie de me permettre de lui citer un de mes malades dont l'histoire a été assez répandue, je veux parler de M. Poterlet, qui a été opéré cinq fois de la pierre. Il y a dix ans, il fut lithotritié, pour la première fois, par M. Heurteloup ; un an après, il le fut par moi. La pierre, revenue une troisième fois, il craignit que la lithotritie n'eût laissé quelques fragmens dans sa vessie, il préféra la taille, et ce fut moi qui l'opérai. La vessie fut parfaitement vidée, et cependant le calcul revint encore ; le malade a été depuis lithotritié pour deux récidives. Ceci est à noter, car on a dit que la lithotritie exposait aux récidives en laissant des fragmens ; et voici un homme délivré par la taille, et chez qui des calculs se sont encore reproduits deux fois. Mais je reviens : M. Poterlet, à la fin, était tellement habitué à la lithotritie, qu'il m'écrivait : « J'aime » autant une séance de lithotritie que me faire arra- » cher une dent. » (*On rit.*) (1)

On commence donc par tâter son malade ; s'il supporte bien l'essai, on continue, et, fallût-il y mettre dix séances, on finit par le délivrer de son calcul. J'ai fait ceci pour des pierres grosses et dures, et je possède déjà des faits nombreux de broiement pratiqué avec succès, même sur des pierres murales. Seulement, quand la dureté est excessive, on essaie de miner la pierre par des perforations successives avant de l'écraser (2); et si les tentatives sont trop douloureuses, on a recours à la taille. La contre-indication paraît bien plus formelle, quand il y a un catarrhe vésical ; et j'avais pensé d'abord que jamais, en pareil cas, on ne devait tenter la lithotritie. Plusieurs faits de succès

(1) Voici comment ce passage est rendu par le procès-verbal : « Et finit » par se prêter à la lithotritie avec aussi peu de répugnance que s'il se » fût livré à la main d'un dentiste. » C'est là le véritable sens de ses paroles. Ce malade, il n'y a pas long-temps, disait qu'il préférerait se coucher sur le lit d'un lithotriteur que de s'asseoir sur le fauteuil d'un dentiste. Cette observation étant très intéressante, j'ai demandé la permission à M. Amussat de l'insérer dans cet ouvrage, et il me l'a accordée. (Voir à la fin l'observation de M. Poterlet.)

(2) Quand la dureté de la pierre est excessive, M. Amussat donne pour règle non de la miner par des perforations successives, car ce mode d'action prolongerait l'opération, la rendrait plus douloureuse, et serait inutile. (Voy. l'Observation de M. Bassal, à la fin de l'ouvrage.) Il dit qu'il faut perforer la pierre une fois, la faire éclater par un perforateur muni de sa fraise à développement, et terminer l'opération par la percussion et écrasement. Lorsque la pierre est très grande et très dure, j'ai vu quelquefois employer par M. Amussat, encore un autre moyen avec succès pour briser la pierre : il saisit le calcul avec l'instrument à deux branches et le percute avec le marteau, jusqu'à ce qu'il n'offre pas une trop grande résistance ; dès qu'il sent que la pierre étant trop dure, ne cède plus, et qu'il voit que l'instrument a cessé d'entrer, il lâche la pierre, la ressaisit dans un autre sens, et agit de la même manière. Ainsi, après avoir diminué la cohésion moléculaire du calcul et sa masse même, en pratiquant sur lui des coches, il parvient à briser les calculs les plus durs.

complet m'ont forcé à revenir de cette opinion trop absolue. Quand il y a deux grosses pierres, on peut essayer comme s'il n'y en avait qu'une ; enfin, il n'est pas jusqu'à ce dernier cas si grave, d'une pierre remplissant la vessie, où le broiement ne doive être d'abord tenté. Ici aussi, j'avais établi en principe qu'il fallait de prime abord recourir à la taille ; mais en recueillant, en comparant les observations de lithotomie tentée sur des calculeux de ce genre, qu'ai-je trouvé ? des accidens énormes, la vessie déchirée, la pierre cassée en morceaux, les fragmens impossibles à extraire en totalité ; et en considérant d'autre part que ces calculs si volumineux sont composés de phosphates, et généralement friables, je pense qu'il y aurait des chances favorables à essayer la lithotritie.

Je n'ai point cité dans ces catégories les pierres enkistées, qui offrent autant de dangers pour une opération que pour l'autre, non plus que quelques autres complications. Quand il y a rétrécissement de l'urètre, il faut le détruire d'abord, et voilà tout. Il était à craindre que dans la paralysie de la vessie, cet organe ne pût se délivrer des fragmens produits par le broiement, mais plusieurs faits m'ont rassuré sur ce point (1). Je pourrais citer entre autres un sculpteur, employé à l'Arc de l'Étoile, que j'ai opéré par la lithotritie ; il était dans un état misérable, et était affecté d'une paralysie de la vessie, qui est si complète, qu'elle persiste encore aujourd'hui ; et cependant ce malade a été complètement débarrassé de ses calculs, et il a rendu les fragmens malgré sa paralysie ; mais il se sert toujours de sondes pour uriner (2).

(1) Voyez la *Gazette médicale.*
(2) Voyez la *Gazette médicale* et le numéro 64 de *la Lancette.* Dans le livre *le Rapport et les Discussions sur la Taille et la Lithotritie,* page 63, on écrit que le malade a été complètement débarrassé d'*un de ses calculs.* Il a été complètement *délivré de tous ses calculs.* Je cite son observation après les discussions.

En résumé, on doit donc, dans tous les cas, commencer par essayer la lithotritie. Réussira-t-on toujours? on ne saurait ni le promettre, ni l'exiger: il n'est pas d'opération, si légère qu'elle soit, qui n'entraîne quelquefois des accidens graves et même mortels ; et la lithotritie serait trop heureuse si elle faisait seule exception. Mais d'une part, dans les cas ordinaires, la lithotritie entraîne toujours moins d'accidens que la taille, car la taille offre les mêmes dangers, plus ceux qui lui sont propres; et dans les autres cas, dès qu'il est reconnu que la lithotritie ne convient pas, nous disons qu'il faut recourir à la taille; nous ne sommes donc partisan absolu ni de l'une ni de l'autre ; les circonstances seules dirigent notre choix; mais nous croyons être dans le vrai en disant qu'il faut d'abord s'adresser à la lithotritie (1). D'ailleurs, messieurs, remarquez que les médecins calculeux sont les meilleurs juges : presque tous ceux qui ont été affectés de la pierre, depuis la découverte de la lithotritie, ont eu recours à cette opération ; tous ceux qui pourraient l'avoir encore, y compris MM. Velpeau et Sanson, s'adresseront certainement à elle.

Pourquoi ne serait-il pas permis aux autres malades d'en faire autant? donc, dans l'état actuel de la science, la taille ne doit être pratiquée que lorsque la lithotritie est impossible (2).

M. Velpeau : — Lorsque j'ai dit que je me ferai lithotritier, j'ai eu soin de préciser en quelles circonstances : je les avais indiquées d'ailleurs dans mon rapport pour la lithotritie en général. Enfin puisqu'on attache à cet aveu tant d'importance, que l'on me permette d'ajouter pour plus d'exactitude, que si j'avais la pierre je ne sais pas ce que je ferais (3). Il ne faut pas

(1) Voyez la *Gazette*.
(2) Voyez le n° 227 du *Réformateur* et le n° 64 de la *Lancette*.
(3) Puisque M. Velpeau ne sait pas ce qu'il ferait s'il avait une pierre,

dire d'ailleurs *tous les médecins* (1), car nous avons la preuve du contraire, c'est un médecin qui s'est fait récemment tailler par M. Souberbielle.

M. Amussat ne veut pas d'expériences comparatives, et il affirme que la statistique ne prouve rien; la mauvaise statistique sans doute, pas plus qu'un mauvais raisonnement; mais la statistique fondée sur des raisonnemens exacts le prouve. J'irai plus loin : c'est le seul moyen que nous ayons d'arriver à une solution dans les questions médicales, et vous-mêmes qui rejetez la statistique, vous en faites tous les jours à votre insu. Mais il y a une autre objection : de semblables expériences seraient barbares. Pourquoi cela? C'est que la lithotritie vaut mieux que la taille. Nous pourrions répondre à M. Amussat que la taille vaut mieux que la lithotritie, et que c'est lui qui est un barbare. Nous n'en ferons rien, pour une excellente raison; c'est que tout cela est précisément en question, et c'est parce que cela est en question et que de très bons esprits restent dans le doute, que nous proposons l'unique moyen de les éclairer.

M. Amussat ne veut pas de faits antérieurs à 1831, c'est-à-dire de la plus grande partie des faits publiés; il a raison, sans doute, parce que ces faits sont trop défavorables à sa thèse; pourquoi cependant les rejette-t-il? parce que la lithotritie a fait des perfectionnemens; mais, messieurs, ces perfectionnemens sont chose aussi contestée que tout le reste, et je m'en rapporte à cet égard aux lithotriteurs eux-mêmes. En voici un qui, il y a quatre ans, s'écrie : « La lithotritie ne saurait désor-

cela démontre qu'il n'a point d'idées fixes sur ce sujet; dans le cas contraire il l'aurait su , car je suis sûr que M. Velpeau ferait pour lui ce qu'il ferait pour les autres ; donc il est dans l'incertitude et dans le doute.

(1) M. Amussat n'a jamais dit *tous les médecins*, il a dit *presque tous les médecins*. M. Velpeau révoque ici ce qu'il a dit dans la séance précédente ; est-il donc conséquent avec ses principes ?

mais aller plus loin. » (*On rit.*) En voici un autre qui blâme énergiquement le percuteur, regardé comme une perfection par d'autres ; le troisième est bien plus sévère, il prétend que ni la pince à trois branches, ni le percuteur, ni l'instrument de Jacobson ne resteront dans la pratique. (*On rit.*) Avant de nous parler de ces perfectionnemens, accordez donc M. Heurteloup avec M. Civiale, et tous deux ensuite avec M. Tanchou (1).

Ainsi vos perfectionnemens sont encore à démontrer, et maintenant je vous défie de les démontrer autrement que par la statistique ; car, en définitive, si le perfectionnement ne sert en rien aux malades, si vous avez autant d'accidens et autant de morts, je ne vois pas ce qui pourrait faire préférer un procédé à l'autre.

M. Amussat rappelle qu'il y a dix ans il a défendu la taille ; je dirai, moi aussi, qu'à cette époque, un des premiers j'ai défendu la lithotritie, Quand le broiement vint comme méthode nouvelle frapper aux portes de la science, beaucoup de chirurgiens voulaient les lui fermer ; j'ai dit : Laissez entrer, il peut y avoir profit

---

(1) Sont-ce là des preuves par lesquelles M. Velpeau veut éclairer l'Académie ? Je ne puis point croire qu'il n'admette pas les perfectionnemens que la lithotritie a acquis par l'instrument de Jacobson et de Heurteloup ; s'il ne les admet point, je doute beaucoup qu'il ait suffisamment étudié ces instrumens pour connaître tous leurs avantages. Ce sont des plaisanteries hors de saison ; comment comparer l'instrument de Heurteloup avec l'instrument de Tanchou, qui n'a été employé, autant que je sache, que par son auteur une fois avec succès. Ce passage démontre à présent que tout le jugement que M. Velpeau a porté contre la lithotritie est contre la lithotritie perforante. J'ai cherché dans les discussions ce qu'a dit M. Velpeau sur la lithotritie par percussion, et je n'ai trouvé rien de clair sur ce sujet, à peine en fait-il mention ; toutes ses statistiques ont pour objet la lithotritie perforante, comme je l'ai déjà dit. On objecte que les lithotriteurs eux-mêmes ne sont pas tous d'accord ; je ne m'en étonnerai pas, cela arrive toujours ; il suffit de voir l'histoire de la taille pour en juger, c'est cent fois pis : mais il est nécessaire pour apprécier la lithotritie de prendre la méthode généralement adoptée, et non celle qui est employée par un chirurgien seulement.

pour la science ; et je me suis mis à l'étudier; bien plus, je l'ai mis déjà six fois en pratique, en suivant toutes les indications prescrites; je pourrais citer même un des amis de notre collègue, M. Villeneuve, lequel, bien que dans de très bonnes conditions, trouvait les séances si douloureuses qu'il aurait volontiers préféré la taille.

Ainsi, je me suis instruit par la théorie et par l'expérience, et je me suis convaincu qu'on avait exagéré les dangers de la taille, tandis qu'on amoindrissait ceux de la lithotritie, et c'est pourquoi j'ai pris la parole (1). Ce n'est donc pas sans motifs que j'ai jeté dans l'Académie cette espèce de brandon. Quand un malade a une pierre, on veut à tout prix le lithotritier, et on peut ainsi compromettre sa vie ; on néglige cependant l'étude de la lithotomie, et elle aussi demande de l'étude et de l'exercice (2). Savez-vous, messieurs, ce qui résulte aujourd'hui de ces éloges outrés donnés au broiement au détriment de la taille? d'abord, tous les malades veulent être broyés, bon gré, mal gré : on cède à leurs désirs. Dans tous les cas graves, deux ou trois séances suffisent pour démontrer le danger de semblables essais, et l'irritation de la vessie est une cause d'insuccès ; de plus, quand on revient à la taille, ce n'est pas même le physique seulement qui souffre ; le malade réduit à se faire tailler s'affecte parce qu'on lui a exagéré les dangers de cette opération. Ajoutez enfin que les médecins négligent l'étude de la taille pour s'adonner à celle de la lithotritie. Voilà le danger qu'il faut signaler, et parce que je l'ai fait, ce n'est pas une raison pour me croire partisan exclusif de la taille. J'ai dit en quels cas je croyais le broiement préférable, et même je dois dire que cette opinion n'est pas encore

(1) Voyez la *Gazette médicale*.
(2) Voyez la *Lancette*.

chose démontrée. Vous me citez des cas de guérisons, je ne les nie point, il n'est pas de méchant procédé qui n'ait eu ses succès. Guérissez-vous plus que nous? voilà la question ; montrez-moi que l'humanité a gagné à cette trouvaille ; or, pour résoudre il ne suffit pas de huit ou de dix faits, il en faut au moins quelques centaines, et j'avoue que ceux qui ont été publiés jusqu'ici me paraissent prouver précisément le contraire.

M. Ségalas soutient que la lithotritie est préférable même chez les enfans ; depuis les cinq succès qu'il a obtenus, il a eu connaissance de deux faits qui ne sont pas de nature à changer sa conviction. Deux enfans avaient la pierre : l'un entre à l'hôpital, est taillé et meurt ; l'autre est lithotritié à Montpellier, il est guéri.

M. Roux. — J'ai écouté avec beaucoup d'intérêt M. Amussat, et, bien que je sois d'accord avec lui sur beaucoup de points, j'avoue qu'il en est d'autres où mon opinion diffère de la sienne. Ce que j'approuve surtout, c'est qu'il a hautement proclamé qu'il ne faut pas négliger la taille, et le fait est qu'on la néglige beaucoup depuis quelques années. Je suis partisan de la lithotritie ; jeudi matin encore je l'ai pratiquée sur un malade, et, malgré ce qu'on a dit du danger des longues séances, comme mon opéré ne paraissait pas beaucoup souffrir, j'ai employé tour-à-tour l'instrument de Jacobson et celui de M. Heurteloup, modifié par M. Ségalas ; bref, en une seule séance j'ai délivré mon malade de sa pierre, mais il est des cas où la taille est préférable, et par exemple chez les jeunes sujets (1).

_____

(1) M. Roux dit qu'il a tour-à-tour employé l'instrument de Jacobson et celui de Heurteloup. Probablement son malade était dans des conditions très favorables, puisque M. Roux a trouvé convenable ce mode d'opération ; mais je regrette beaucoup qu'il n'ait point dit dans quel état se trouvait son opéré ; car, suivant son exemple, sans connaître toutes les circonstances dans lesquelles se faisait cette lithotritie, on pourrait

A ce propos, j'ajouterai que je ne partage point les idées de M. Amussat sur la statistique, et que c'est par la statistique, par exemple, que nous savons que la taille réussit mieux chez les jeunes sujets que chez les adultes, et que la lithotritie, au contraire, y réussit moins bien. Mais il faut ici distinguer, ne pas trop s'en fier aux relevés statistiques antérieurs à la lithotritie, qui sont suspects par les raisons que j'ai déjà données, et auxquels, pour ma part, j'ai très peu de foi. Il faut, pour avoir une bonne statistique, rassembler des observations scrupuleusement détaillées, sans rien omettre ; et je voudrais que chaque chirurgien fût assez ami de la science, pour la mettre au-dessus de sa vanité, et convînt franchement des erreurs qu'il a pu commettre. On a parlé dans cette discussion d'opérations de taille faites pour des calculs qui n'existaient pas; eh bien! je déclare que cela m'est arrivé quatre fois! On parle vaguement de blessures faites au rectum ; je l'ai blessé une seule fois, c'était au début de ma carrière, et je n'étais pas bien fixé sur le procédé à suivre. L'hémorrhagie est un accident bien plus fréquent; il faudrait savoir, sur un nombre donné de tailles, combien de fois elle arrive. Quelquefois on perce la vessie; une fois aussi j'ai percé son bas-fond avec le lithotome caché, et il y a eu complète infiltration urinaire, dont heureusement le malade a guéri. Si tout chirurgien venait ainsi confesser ce qui lui est arrivé, en indiquant exactement le nombre des faits, qui doute que la science n'en acquît un degré de précision qui lui manque? Je com-

agir de cette sorte, et exposer le malade à de graves accidens ; car il faut être très circonspect dans les premières séances de lithotritie, parce que la vessie et l'urètre ne sont pas habitués à l'action des instrumens lithotriteurs, et chacun sait qu'à mesure que les séances avancent, la vessie et le canal s'habituent et supportent bien mieux les manœuvres de lithotritie.

prends donc le peu de cas que fait M. Amussat des relevés statistiques anciens, mais de la statistique en général, faite avec le soin que je viens de dire, je ne le conçois pas.

Dans les comparaisons qu'on a faites, on a aussi oublié une chose. C'est que la taille opère sur tous les calculeux, tandis que la lithotritie les choisit; donc, toutes choses égales d'ailleurs, la lithotritie devait donner (1) de plus beaux résultats; et, pour établir un parallèle bien exact, il faudrait les expérimenter toutes deux sur des sujets placés dans des circonstances semblables, je crois que la science et l'humanité y gagneraient. Pour moi, quant à présent, voici mon opinion nettement formulée : la taille doit être conservée pour les enfans d'abord , et puis pour les adultes qui ne sont pas dans des circonstances favorables à la lithotritie.

M. Londe demande la permission de lire une note imprimée, extraite d'un livre que M. Leroy-d'Étiole va publier. M. Leroy ne pense pas qu'il y ait lieu à comparer la taille et la lithotritie; ce sont deux moyens différens et qui même s'excluent, c'est comme si l'on voulait comparer la saignée et les vésicatoires dans le traitement de la pneumonie. (Interruption; on fait observer que la lettre étant imprimée ne peut être lue à l'Académie.)

M. Amussat et M. Velpeau témoignent le regret que M. Leroy ne puisse avoir la parole et la demandent pour lui. M. le président répond que le réglement s'y oppose, M. Leroy n'appartenant pas à l'Académie (2).

---

(1) La taille choisit aussi les malades.

(2) Voici la copie de la note de M. Leroy d'Étiole que M. Londe a commencé à lire dans cette séance. Je l'ai reçue de l'auteur, qui a eu la complaisance de me permettre de l'insérer dans mon ouvrage.

« On ne doit pas s'attendre à me voir dans ce livre établir une comparai» son entre la taille et la lithotritie; mettre en balance les avantages et les in» convéniens de l'une et l'autre méthode; cette manière étroite de considérer » la question peut être bonne, comme exercice de concours, mais elle ne

Plusieurs membres demandent encore la parole ; la discussion est remise à la séance prochaine.

Séance levée à cinq heures et quart (1).

» peut convenir dans un rapport académique , sur lequel les chirurgiens
» baseront peut-être leur croyance. Que l'on établisse un parallèle entre
» l'extraction et l'abaissement de la cataracte, je le conçois jusqu'à un
» certain point, parce que ces deux procédés peuvent s'appliquer à des
» cas absolument semblables, mais ira-t-on comparer la saignée avec les
» vésicatoires ou l'émétique dans la pneumonie , les applications des sang-
» sues avec l'amputation dans les tumeurs blanches ? eh bien il en est
» presque de même pour la taille et la lithotritie ; ce sont deux modes de
» traitement applicables à deux périodes différentes d'une même maladie ,
» sœurs sans être rivales , malgré les passions des hommes qui les exploi-
» tent ; elles sont appelées à s'aider mutuellement, à se suppléer lorsque
» l'une d'elles est insuffisante.
  » Les adversaires de la lithotritie ne repoussent plus aujourd'hui cette
» méthode, ils conviennent qu'au début de la maladie, lorsque la pierre est
» petite, la vessie saine et dilatable, il ne peut y avoir de doute sur la pré-
» férence à donner à l'opération du broiement ; ils reconnaissent même
» qu'elle est pour la science une acquisition précieuse ; mais, disent-ils,
» l'opération de la taille est bien plus souvent applicable , c'est elle qui
» est la règle, la lithotritie n'est que l'exception ; cela est vrai, lorsque
» par exemple 60 ou 80 malades sur 100 se présenteront avec des pier-
» res volumineuses ; mais, si par un autre hasard plus fréquent encore ,
» la proportion est inverse, n'est-ce pas la lithotritie qui devient la règle, et
» la taille l'exception ? Vous prétendez établir que la lithotritie est loin
» d'être toujours exempte de douleur et de danger ; mais quel chirurgien
» de bonne foi a jamais prêté à cette opération une telle innocuité ? Le pu-
» blic la lui suppose, eh bien vous lui rendrez mieux service, lorsqu'au
» lieu de l'effrayer en ne lui montrant qu'un des côtés de la vérité, vous
» la lui présenterez tout entière, lorsque vous lui direz : Pour une pierre
» récente et petite le broiement est ordinairement facile, peu douloureux,
» presque sans danger, tandis que plus tard cette opération est grave et
» plus douloureuse que la taille même. Que prouvent en effet les malheurs
» et les insuccès attribués à la lithotritie que vous prenez tant de peine à
» rechercher ? rien autre chose, sinon que cette opération a souvent été
» pratiquée sur des calculs qui se trouvaient hors de sa puissance. Si donc,
» il était possible d'établir le point où se termine le domaine de la lithotri-
» tie et de préciser où commence la taille, il est incontestable que l'on se
» placerait toujours dans la condition la plus favorable au succès. Telle a
» été la pensée qui a présidé à la rédaction de ces mémoires ; tel est le but
» auquel je me suis efforcé d'atteindre. Cette tâche peut sembler facile aux
» hommes, qui, s'il faut les en croire, ont le bonheur de connaître à
» fond la lithotritie , pour l'avoir entrevue seulement. Quant à moi , je
» crains de n'avoir pu traiter cette question de manière à la résoudre ;
» ce n'est pas que je veuille dire que la lithotritie soit une opération dif-
» ficile : faire un accouchement naturel est également chose bien simple ,
» et pourtant la science des accouchemens forme une des branches de
» l'art de guérir. »
  (1) Voyez la *Gazette* et la *Lancette*.

Observation. — M. Amussat a exprimé ici un vœu qui a été consigné dans le procès-verbal ; il est ainsi conçu : « Frappé des avantages que l'art peut obtenir » de la discussion que l'Académie vient d'entendre, » M. Amussat désirerait que chaque année l'Académie » voulût bien consacrer un certain nombre de séances » à la discussion des grandes questions de médecine, » de chirurgie et de pharmacie. Ces séances seraient » comme un haut enseignement très utiles pour la » science et la pratique. »

Séance du 26 mai 1835.

L'affluence des auditeurs appelés par la discussion sur la lithotritie est plus grande encore qu'à la dernière séance. Quelques-uns sont placés dans une petite salle au premier étage, qui prend jour par deux fenêtres sur la salle des séances, et qui figure une double tribune ; les bancs des académiciens sont également bien garnis.

M. Goyrand, chirurgien de l'Hôtel-Dieu, à Aix, et membre correspondant, est présent à la séance (1).

M. Amussat demande que M. Goyrand soit invité à siéger parmi les membres et à signer le procès-verbal (2).

M. Souberbielle annonce à l'Académie, par une lettre, que le malade auquel il avait extrait par la taille un calcul pesant plus de quatre onces, a succombé quarante-huit heures après l'opération, sans que l'on ait rencontré, à l'ouverture du cadavre, une cause matérielle de mort (3).

(1) Voyez le numéro 22 de la *Gazette médicale* de 1835.
(2) Voyez le numéro 65 de la *Lancette française* de 1835.
(3) Le *Réformateur*, dans le numéro 232, et la *Lancette* dans le numéro 65, font mention de cette lettre ; mais j'ai extrait ce passage du procès-verbal. Ce fait n'est point cité dans l'ouvrage : *Rapport et Discussions qui ont lieu sur la Taille et la Lithotritie.* Voilà comment on veut faire des statistiques ; on veut avoir des commissions pour contrôler toutes les observations, mais dès qu'il arrive un insuccès, on tâche à toute force de le cacher, comme on l'a fait dans ce cas si connu, et annoncé avec une telle publicité à l'Académie. Sans doute on dira : c'est une omission ! Singulière omission ! faite comme par un hasard étonnant dans deux séances consécutives. M. Souberbielle annonçait, dans la séance du 19 mai, l'opération qu'il a faite, plein d'espoir d'une guérison prochaine de son malade, et

M. Amussat réclame pour les membres correspondans, qui assistent à la séance, la signature et l'invitation de siéger (1).

L'ordre du jour appelle la suite de la discussion sur la lithotritie. Ici se représente encore le rapport de M. Ferrus, réclamant la priorité. A la remarque de M. Velpeau, qu'on ne peut interrompre une discussion commencée, M. Londe répond qu'on l'a bien interrompue pour le rapport de M. Kéraudren; l'Académie consultée décide en faveur de l'ordre du jour (2).

M. LEPELLETIER, membre correspondant, demande et obtient la faveur de prendre la parole. Il commence par déclarer que tout parallèle est impossible entre la taille et la lithotritie; ce sont deux opérations totalement différentes : la taille peut s'appliquer à tous les calculeux, sans exception ; la lithotritie, au contraire, n'est convenable que pour un certain nombre et dans

dans la séance du 26 il annonce sa mort. C'est ainsi qu'on emploie tous les moyens pour faire effacer de la mémoire des contemporains même les faits connus ; c'est ainsi que l'on est guidé par ce zèle pour la science et la vérité. Qu'on juge donc de cette bonne foi, qui dénature et cache les faits ! Il s'engagea une lutte au sein de l'Académie entre l'ancienne chirurgie en faveur de la taille et la chirurgie moderne en faveur de la lithotritie. Pendant ce temps, lorsque tous les esprits étaient occupés de cette question, on vint communiquer deux faits. M. Souberbielle a annoncé la taille qu'il a pratiquée à l'hôpital de la Faculté ; et M. Roux a fait connaître à l'Académie l'opération d'une lithotritie faite par lui. Le triomphe de la lithotritie fut complet ; l'opération et la guérison du malade étaient proclamées en même temps. La taille succomba , le malade est mort. Supposez le contraire : qu'aurait-on dit si les lithotriteurs avaient voulu cacher un semblable désastre ? ne se serait-on pas récrié de toutes parts ? La lithotritie triompha dans l'application , dans la pratique, dans l'expérience : on l'a caché. Elle triompha dans les discussions, dans la théorie : on l'a dénaturée. Que les amis de la vérité comparent mon ouvrage fait sur des documens authentiques, avec l'ouvrage fait dans le but de déprécier la lithotritie, *le Rapport et les Discussion sur la Taille et la Lithotritie* , et ils verront et sauront plus que je ne pourrais dire, car je ne veux point m'étendre davantage sur ce sujet.

(1) Voyez le numéro 232 du *Réformateur.*
(2) Voyez le numéro 22 de la *Gazette.*

des conditions favorables ; toute la question consiste donc à voir quels sont les cas où la lithotritie est réellement préférable à la taille. Il n'y avait, poursuit l'orateur, qu'un seul moyen de résoudre ce problème, c'était de comparer les résultats. On a mis en regard, à cet effet, des résumés statistiques ; et, chose bien remarquable, les partisans de la taille ont accepté cette comparaison ; les partisans de la lithotritie ont reculé devant elle. J'aurais mieux compris que la taille rejetât un semblable cartel comme inégal ; car enfin, elle ne choisit pas les malades sur lesquels elle opère, tandis que la lithotritie les trie avec soin ; donc, la taille aurait pu présenter une mortalité plus forte, que la question serait encore restée indécise, mais si, au contraire, la taille, avec ce désavantage, présente encore de plus beaux résultats, que serait-ce si elle choisissait aussi ses malades ? Et je dois donc dire que M. Velpeau n'a pas cité, à beaucoup près, les faits les plus favorables à la taille ; il est certaines localités en province où elle réussit bien mieux qu'à Paris. S'il m'est permis de me citer, je dirai que dans un espace de douze ans, à l'hôpital du Mans, j'ai taillé 18 calculeux ; 17 ont guéri, on pourrait même dire que le 18e n'a point succombé à l'opération, car il n'est mort que trois mois après et par suite d'une péritonite chronique. Je ne cite ici que les opérations faites à l'hôpital, parce qu'elles ont eu lieu en public, et qu'on peut les vérifier. M. Marjolin m'a dit qu'un chirurgien de province, sur 30 individus taillés, n'en avait perdu qu'un seul. La lithotritie aurait-elle eu de semblables succès ? Et lorsque ses défenseurs rejettent la statistique, nous disent-ils, du moins, quel moyen reste de savoir laquelle des deux opérations sauve le plus de malades ?

Je ne viens point cependant ici faire le procès à la lithotritie ; je la regarde, au contraire, comme une merveilleuse conquête de l'art ; je sais qu'elle réussit très bien, surtout entre des mains habiles (1) et avec les *instrumens très perfectionnés dont elle se sert* (2) ; et l'on peut dire que ses insuccès ont tenu peut-être à ce qu'elle était mal exécutée ; ainsi, pour moi, j'avouerai que je fais mal la lithotritie, la taille est beaucoup plus facile ; mais c'est là même un mérite pour une opération que de pouvoir être bien faite par la plupart des chirurgiens.

La taille a contre elle, il est vrai, d'être une opération sanglante, et dans la dernière séance on s'est écrié qu'il fallait éviter autant que possible ces sortes d'opérations ; on a été jusqu'à dire que, dans tous les cas de hernie étranglée, il fallait épuiser le taxis avant d'en venir au débridement. C'est une assertion grave, messieurs, et contre laquelle je crois qu'on ne saurait trop s'élever ; car elle constitue un des principes les plus subversifs qu'on ait émis en chirurgie ; et tous les chirurgiens d'hôpitaux savent combien l'opération de la hernie est périlleuse, quand on l'a trop différée. Il est des cas dans lesquels le taxis est une chose imprudente ; je crois qu'on peut en dire autant de la lithotritie.

En résumé, les partisans de cette opération rejetant la statistique, il n'y a plus de moyens de comparaison possibles. A dater de cette déclaration, la discussion devait être fermée. On a dit, mais c'est que les élémens nous manquent ; et plus tard, avec des perfectionnemens, la lithotritie l'emportera sur la taille ; mais avec ce mot *plus tard* il n'y a pas de discussion possible, et c'est remettre la question au lendemain.

Pour terminer en peu de mots, je dirai que la lithotritie, dans les cas les plus favorables, me paraît pouvoir rivaliser avec la taille ; mais ceci même a besoin de preuves, et, je ne voudrais pas l'affirmer. C'est donc

(1) Voyez le numéro 22 de la *Gazette médicale.*
(2) Ces mots extraits pris du procès-verbal.

là ce qu'il faut commencer par démontrer. Ensuite, il y a un avis à douner aux défenseurs de la lithotritie : c'est de ne pas en pousser l'usage jusqu'à l'abus , de peur de provoquer une réaction qui ferait rejeter à la fois et l'abus et l'usage (1).

M. Amussat. — Je ne saisis pas bien le sens des objections de M. Lepelletier. Il ne veut pas qu'on établisse de parallèle entre les deux opérations ; mais en cela nous sommes d'accord, et j'ai établi entre elle une telle différence, que j'ai déclaré qu'il serait barbare de faire la taille là où serait indiquée la lithotritie. Puis, plus loin, il revient cependant à ce parallèle, qu'il jugeait impossible, et le seul moyen de l'établir, selon lui, est la statistique. J'en demande pardon à M. Lepelletier : la statistique n'est pas l'unique moyen de comparer deux opérations ; et si je l'ai rejetée, c'est que les faits entassés dans les tableaux qu'on nous a offerts ne sont ni assez authentiques, ni assez semblables entre eux pour qu'on puisse en déduire quelque chose. M. Lepelletier a ajouté une petite digression qui s'adresse spécialement

(1) M. Lepelletier dit que les partisans de la taille acceptent les comparaisons statistiques ; or , qu'on jette un coup-d'œil sur ma note précédente, et l'on verra comment ils acceptent ce cartel , et comment ils agissent. Il dit que les lithotriteurs ne les acceptent point ; ils n'acceptent point les statistiques comparatives, car M. Lepelletier a dit lui-même que ce sont deux opérations totalement différentes, entre lesquelles tout parallèle est impossible. MM. les lithotriteurs admettent les statistiques isolées de l'une et de l'autre opération ; mais où sont celles auxquelles on aurait pu ajouter foi. Ainsi M. Velpeau a dit lui-même dans la séance précédente que toutes sont empreintes d'exagération, excepté une ou deux ; et voilà la raison pour laquelle M. Amussat a dit qu'il n'était pas temps de faire la statistique. M. Lepelletier n'admet point que les élémens manquent ; pourquoi ne les a-t-il pas cités ? quel relevé connaît-il sur la lithotritie par percussion ? celui de M. Heurteloup qui a guéri 37 malades sur 38. S'il ne le voulait point admettre, en possédait-il d'autres ? Pour moi , je n'en connais point. Ce qui me surprend le plus, c'est que M. Lepelletier faisant mal la lithotritie , vient porter un jugement contre elle, et dire qu'il ne peut pas affirmer qu'elle puisse rivaliser avec la taille, même dans les cas les plus favorables. MM. Velpeau et Sanson ont eux-mêmes dit que la lithotritie réussit à merveille dans les cas très favorables , et la pratique le démontre. Qu'on lise l'observation de l'opération faite par M. Blandin à la Pitié, que je cite à la fin de l'ouvrage.

à moi, à propos des opérations non sanglantes, que je regarde comme préférables aux opérations sanglantes : je maintiens parfaitement ce que j'ai dit; je pense, et l'expérience m'a confirmé (1), *qu'il faut mieux faire des tentatives nombreuses de taxis, que de pratiquer trop tôt l'opération de la hernie* (2). Il me serait facile d'apporter là-dessus des observations, mais ce n'est pas le moment (3), laissant la question de la hernie. Je crois que tout malade qui peut supporter la lithotritie gagne infiniment à être traité par cette méthode plutôt que par la taille; c'est pourquoi j'ai dit qu'il fallait commencer par tenter le broiement, non pas toujours, mais presque toujours, et je me suis attaché à préciser les indications autant que possible (4).

Je demande la permission de jeter un coup-d'œil rapide sur les débats qui ont eu lieu, afin d'établir

(1) Voyez jusqu'ici la *Gazette médicale*.
(2) J'ai pris ce passage du procès-verbal de cette séance.
(3) Voyez le *Journal hebdomadaire*, n° 22 de 1835, page 280.
(4) Voyez la *Gazette médicale*. Voici la lettre de M. Amussat qu'il a écrite au sujet du taxis, et qui est insérée dans le n° 65 de la *Lancette française*.

A Monsieur le Rédacteur de la Gazette française.

Paris le 29 mai 1835.

Monsieur,
« Dans le bulletin de votre n° du 28 mai dernier, relatif à la discussion » du rapport de M. Velpeau sur la lithotritie, vous avez analysé ma ré- » ponse à M. Lepelletier dans un sens contraire à ma pensée, en me fai- » sant dire : « Quant aux taxis, malgré ce qu'a dit M. Lepelletier, je sou- » tiens mon opinion, que tous les excès possibles du taxis valent mieux que » l'opération. »

» J'ai dit seulement que le taxis gradué forcé que j'emploie pour ré- » duire les hernies étranglées, est infiniment préférable à l'opération, » quand il est praticable, et c'est beaucoup plus souvent qu'on ne le » pense communément : j'en reçois journellement l'assurance dans mes » rapports avec les chirurgiens français et étrangers qui emploient mon » procédé. »

» Il en est de même de la lithotritie relativement à la taille.

» Voilà toute ma pensée, et je trouve cette chirurgie bien supérieure à » celle qui se hâte trop d'opérer avec l'instrument tranchant; car éviter » les opérations sanglantes est pour moi le triomphe de la chirurgie. »
Agréez, etc.

AMUSSAT.

clairement le but de l'attaque et celui de la défense.

Le rapport de M. Velpeau est une accusation formelle dirigée contre la lithotritie; il suffit de le lire pour s'en convaincre (1). (M. Velpeau : Non pas !) Voici les passages de son rapport qui le constatent. (M. Amussat lit ces passages (2).) J'ai donc senti vivement le but et la portée de cette attaque, et protesté à l'instant même contre elle, et la discussion du rapport fut ajournée à la séance suivante.

Dans cette séance, je répondis à M. Velpeau et lui démontrai qu'on ne pouvait attacher aucune importance aux statistiques comparatives. J'ai cité l'opinion de M. Boyer, qui, dans la dernière édition de sa chirurgie, a écrit : *Que la lithotritie est un bienfait;* et plus loin, *que le nombre des calculeux guéris par la lithotritie est si considérable qu'il ne peut s'élever aucun doute sur les avantages de cette opération.* Et depuis ce temps, Jacobson et Heurteloup ont doublé la valeur de la lithotritie.

Je terminai en disant, contrairement au rapporteur, que la lithotritie devait être la règle et la taille l'exception. M. Lisfranc prit la parole et démontra que M. Velpeau avait été trompé par ses relevés comparatifs. Une discussion s'éleva sur ce sujet et prouva qu'on ne devait pas avoir beaucoup de confiance à ces données statistiques. Ne sait-on pas, en effet, qu'un chirurgien qui perd un de ses malades, en trouve presque toujours les causes dans les accidens consécutifs survenus à la suite de son opération? Ne sait-on pas aussi que les médecins appelés pour constater les décès en ville, n'ont souvent que des renseignemens vagues? Quelle statistique alors peut-on établir? MM. Velpeau et Samson avouèrent dans cette séance que, s'ils

(1) Voyez le n° 23 du *Réformateur.*
(2) Voyez le n° 22 du *Journal hebdomadaire.*

avaient la pierre, ils se feraient lithotritier, comme
MM. Dubois et Lisfranc. L'attaque avait été si dangereuse et cet aveu était si important, que M. Lisfranc
s'écria : La lithotritie est sauvée !....

Dans la troisième séance, ajoute M. Amussat, la discussion continua sur le même sujet. M. Roux m'a reproché de ne pas avoir compris la valeur de la statistique; mais je n'entendais parler que de la statistique
comparative. Dans cette séance, ce chirurgien a
fait un aveu précieux, qui dépose hautement en faveur de mon opinion. Un malade ayant une entière
confiance en lui, se remet entre ses mains (1) ; cet
homme qui avait un assez gros calcul, en une seule
séance en est débarrassé. Dirait-on que dans ce cas et
dans tous ceux qui s'en rapprochent, la lithotritie n'a
pas sur la taille un avantage immense (2) ? Il est évident
que la taille n'aurait pas eu un résultat immédiat aussi
heureux. Il est clair, qu'il y a six ans, M. Roux n'eût
peut-être pas agi ainsi, et que, par conséquent, à mesure que la lithotritie se perfectionne, la statistique
comparative devient impossible (3). Ce fait, non comme
un fait isolé, mais comme exemple de ce qui a lieu
dans une foule de cas, est plus fort que tout ce que je
pourrais dire en faveur de la lithotritie (4).

Ce n'est point une décision que l'on demande à l'A-
cadémie sur la grande question qui s'agite devant elle :
on a voulu seulement l'éclairer et la mettre en garde
contre la sortie de M. Velpeau. Ce dernier, dans son
rapport, a déprécié la lithotritie, et a voulu établir
que le chirurgien était toujours libre de faire la taille.
Non, messieurs, on ne saurait trop le répéter : on ne
peut plus substituer l'opération de la taille à la litho-

(1) Voyez le n° 232 du *Réformateur*.
(2) Voyez la *Gazette médicale* n° 22.
(3) Voyez le *Réformateur*.
(4) Voyez la *Gazette médicale*.

tritie, applicable aux cinq cas que j'ai précisés, et qui forment plus des deux tiers des calculeux; on ne doit pas donner comme méthode générale l'opération la plus dangereuse : il faut accepter ou du moins subir le progrès de la science, il faut suivre le noble exemple donné par M. Roux, il faut que les chirurgiens apprennent la lithotritie et l'appliquent quand elle convient. Le but de l'attaque était de détruire l'opinion avantageuse qu'on avait de la lithotritie en faveur de la taille; le but de la défense a été de conserver la faveur justement acquise à la lithotritie, sans nuire aux avantages que l'on peut retirer de la cystotomie (1).

La discussion qui vient d'avoir lieu n'est pas de nature à faire perdre à la lithotritie la faveur dont elle jouissait auparavant, et c'est là tout ce que nous voulions obtenir (2).

M. Velpeau. — Messieurs, il me paraît difficile d'arriver à une solution quelconque, si l'on persiste à perdre de vue le vrai sens de l'attaque pour lui en substituer un qu'elle n'a jamais eu. Ainsi, on nous présente comme adversaires de la lithotritie, et nous en sommes, au contraire, les partisans dans certains cas ; ainsi, on dit, avec raison, que l'essentiel est de préciser ces cas, et l'on oublie que c'est ce que dans mon rapport j'ai moi-même tâché de faire. Ai-je été du moins plus sévère pour la lithotritie que M. Amussat lui-même ? Eh bien ! je vais lui prouver que les limites qu'il a posées à cette opération, ne sont pas autres que celles que j'ai posées moi-même.

M. Amussat a divisé les calculeux en deux grandes catégories, chacune comprenant cinq ordres de cas ; et la première, qu'il réserve tout entière à la lithotritie, comprend les cas dans lesquels la vessie est saine,

---

(1) Voyez le même n° du *Réformateur.*
(2) Voyez le n° 22 de la *Gazette médicale.*

et le calcul varie d'un très petit volume au volume
d'une noix, sans offrir une très grande dureté. Or,
messieurs, j'ai dit textuellement dans mon rapport,
non-seulement chez les enfans, mais encore chez les
adultes elle (la lithotritie) expose à plus d'inconvéniens
que la taille, *toutes les fois que le calcul offre une trop
grande dureté ou dépasse le volume d'une grosse noix.*
J'ai même ajouté une condition omise par M. Amussat, et *que le malade n'a pas une trop grande répugnance
pour cette dernière opération* (1).

On a cité bien souvent Boyer ; or, dans la dernière
édition de sa chirurgie, en 1831, il a dit : « Aujour-
» d'hui le nombre des lithotritiés est assez considéra-
» ble pour qu'il n'y ait plus de doute sur les avantages
» de la lithotritie (2). » Je n'ai pas dit qu'il fallait rejeter la lithotritie, mais qu'on en avait exagéré les
avantages, et que cela avait exercé une influence fâcheuse. M. Amussat lui-même en est convenu.

Pour ce qui est du fait de M. Roux, nous eussions
agi de la même manière. J'ai dit, pour faire une
concession, que je me ferais lithotritier si j'avais la
pierre ; mais, en vérité, je n'en sais rien ; j'appuie la
statistique, mais je conviens qu'elle est difficile ; les
élémens sont dangereux, si on se trompe ; j'ai accepté
la proportion la plus défavorable pour la taille, un
sur 4 ; mais cette proportion n'est pas vraie (3).

Maintenant, sur quoi donc sommes-nous en dés-
accord ! Ah ! le mot de méthode exceptionnelle a
choqué nos adversaires. Ils veulent, dans leur amour

(1) Voyez le n° 22 de la *Gazette médicale.*

(2). Boyer dit :
« Le nombre des calculeux guéris par la lithotritie est si considérable,
» qu'il ne peut s'élever aucun doute sur cette opération. »
M. Velpeau fait dire à M. Boyer :
« Le nombre des lithotritiés est assez considérable. » Sont-ce là les
paroles de M. Boyer ? est-ce le même sens ?

(3) Voyez la *Lancette française*, n° 64, de 1835.

pour la lithotritie, qu'elle s'applique à un plus grand nombre de cas que la taille ; et vous avez ouï M. Amussat avancer que sa première catégorie renfermait plus des deux tiers de calculeux. Les deux tiers ! c'est certainement beaucoup ; mais admettons cette proportion, il faudra du moins en retrancher les enfans, chez qui, de l'aveu général, la taille est préférable (1), et qui sont presque tous dans cette première catégorie. Maintenant, pour savoir quel vide cela va faire dans le chiffre de M. Amussat, prenez les tableaux statistiques qui ont été déroulés l'autre jour par M. Lisfranc, vous trouverez pour résultat final, que la moitié des calculeux ne dépasse pas l'enfance. Si cette proportion vous effraie, mettez un tiers d'enfans, puis retranchez ce tiers des deux tiers de M. Amussat, et vous trouverez en dernière analyse que la taille s'applique encore au plus grand nombre des cas. Et qu'ai-je besoin après tout de me livrer à ces calculs ? Les lithotriteurs, en faisant leur choix, laissent eux-mêmes de côté le plus grand nombre des calculeux. Voilà M. Civiale qui, consulté par 429 malades, n'en a soumis à la lithotritie que 244. A peine un peu plus que moitié. Or, n'est-il pas probable qu'emporté par l'exagération que nous reprochons à la lithotritie, M. Civiale l'ait appliquée quelquefois à des sujets auxquels la taille aurait pu mieux convenir ? Et sans cela, remarquez que, sur le chiffre total, il n'y avait que 14 enfans.

M. Amussat a d'ailleurs fort rétréci le cadre des complications qui s'opposent à la lithotritie ; ajoutez, s'il vous plaît, les cas où le calcul est en partie engagé dans l'urètre ou dans l'uretère, ceux où le calcul est adhérent à la vessie, logé en totalité ou en partie dans un kyste formé dans les parois de cet organe ; ceux où les

---

(1) M. Amussat n'a point dit que la taille était préférable chez tous les enfans ; il a dit que dans beaucoup de cas la taille était préférable.

calculs sont en nombre considérable ; ceux où il y a maladie des reins, maladie de prostate, maladie d'urètre ; ceux où l'irritabilité du malade est trop forte pour permettre les manœuvres du broiement , et dans les autres cas qu'il admet lui-même comme contre-indications. M. Amussat dit cependant qu'on peut tenter la lithotritie avec succès ; oui, sans doute, on peut la tenter , on peut aussi réussir quelquefois , échouer très souvent. Voilà pourquoi nous , nous disons qu'on ne le doit pas.

M. Lisfranc. — Je dirai d'abord à M. Lepelletier, et cela peut aussi bien s'adresser à M. Velpeau, qu'il n'est pas exact que les partisans de la lithotritie aient refusé le combat sur le terrain de la statistique, et les chiffres que j'avais apportés dans la dernière séance avaient assez bien répondu sur ce point, ce me semble, pour ne pas être sitôt oubliés. J'ai montré que la taille avait moins de succès ; que la lithotritie en avait davantage que M. Velpeau ne lui en attribuait ; que tout au contraire de ce qu'il avait annoncé , la lithotritie réussissait mieux en général que la taille , et l'on ne m'a pas encore démontré que je m'étais trompé. Je sais bien que M. Velpeau a expliqué la différence de nos résultats pour la taille, en disant que nous avions puisé à des sources différentes , mais j'ai indiqué les miennes. Tout le monde a pu les vérifier ; et je déclare que pour les faits cités dans cette discussion , je n'en connais pas d'autres. Il a plu aussi à M. Velpeau d'enfler la mortalité des calculeux traités par la lithotritie , en ajoutant aux 5 morts avoués par M. Civiale les 97 individus qui n'ont pas été opérés. Je ne veux pas le chicaner là-dessus ; mais n'ayant pas de semblables additions à faire aux chiffres de M. Heurteloup , il est venu insinuer qu'ils ne méritaient aucune confiance , et s'est fondé sur des lettres particulières qu'il avait reçues de Londres. Ceci attaque directement la bonne foi, la probité scientifique de M. Heurteloup. Il ne faut pas cependant que M. Heurteloup, qui est absent, soit ainsi attaqué sans défense dans ce qu'un médecin a de plus cher, sa réputation ; il doit être *medicus vir probus, medendi peritus.* Je demande donc formellement à M. Velpeau quelles sont ces lettres, s'il en a une ou plusieurs, si elles jettent du doute sur un ou quelques faits seulement, ou sur tous les faits rapportés par M. Heurteloup ; enfin, quelle est leur valeur dans la dicussion qui nous occupe. M. Heurteloup, arrivant à Londres avec une découverte toute française, a fort bien pu trouver quelques chirurgiens plus curieux de dénigrer la lithotritie que de l'apprendre et de l'appliquer ; et si l'on revient tant de fois sur cette idée, que les lithotriteurs sont amoureux de la lithotritie, ils pourraient répondre que d'autres chirurgiens sont aussi amoureux de la taille ; mais laissons là ces sarcasmes que tous les partis peuvent se renvoyer, et qui n'avancent pas la discussion d'un pas.

M. Velpeau a dit, et c'est un point sur lequel je veux revenir, que les calculeux, au début, ne sentaient pas leur pierre. Cela prouve seulement que M. Velpeau n'a jamais eu la pierre. (*On rit.*) Pour moi qui l'ai eue, et qui en ai vu beaucoup d'autres avant et après moi, j'affirme qu'il est très rare qu'une pierre, même petite, ne cause pas de douleurs très perceptibles au malade. Les malades alors vont voir le médecin ; c'est le médecin le plus souvent qui omet de les sonder, et leur laisse ignorer qu'ils ont une pierre. Mais à mesure que ce grand principe de pratique se répandra parmi les médecins : *Dès qu'un malade accuse des douleurs dans la vessie, il faut explorer cet organe par le cathétérisme;* quand ce principe, dis-je, aura acquis toute la publicité, toute la popularité qu'il mérite d'avoir, la pierre sera reconnue de très bonne heure ;

les malades, avertis qu'ils peuvent échapper au cou-
teau, se soumettront plus facilement à une opéra-
ration non sanglante ; et je maintiens qu'à mesure que
nous avancerons, nous verrons augmenter la proportion des calculeux lithotritiables.

Ajoutez à cela l'influence d'une bonne thérapeutique
médico-chirurgicale. Et ici il me revient en mémoire
un fait qui répondra à cette autre assertion de M. Velpeau, que les lithotriteurs n'opèrent guère que moitié des cas qui se présentent à eux, et encore qu'ils
en ont opéré qui se seraient probablement mieux
trouvés de la taille. Je dis au contraire que dans le
début d'une opération toute nouvelle, regardée avec
envie par les uns, avec méfiance par les autres, les
chirurgiens qui l'avaient inventée devaient craindre
de la compromettre en l'essayant sur des sujets douteux ; ils n'osaient l'étendre aussi loin qu'ils l'ont
fait plus tard, et il est probable qu'aujourd'hui, sur
un nombre donné de calculeux, la lithotritie en opèrerait davantage qu'autrefois. Je ne dis pas cela sans
preuve : moi-même, j'ai conduit chez un chirurgien
lithotriteur un malade auquel je m'intéressais beaucoup. Il venait de loin, il était fatigué ; la pierre était
grosse, la vessie irritée. Le chirurgien se refusa d'a-
bord à l'opérer de peur de compromettre l'art. J'in-
sistai ; je déclarai en prendre sur moi la responsabilité. Avec le repos, les bains, les petites saignées
révulsives, nous fîmes d'un cas très grave un cas assez
favorable, et la lithotritie réussit pleinement. J'en ai vu
un autre chez qui la première tentative détermina une
cystite et une fièvre bilieuse ; il fut traité et guéri de
ces accidens ; puis j'encourageai le lithotriteur à per-
sévérer, et deux séances suffirent pour délivrer le malade de sa pierre (1). Je maintiens donc que la lithotri-

(1) Dans le n° 22 de la *Gazette médicale* de Paris, 1835, page 348,
il est dit que le malade fut délivré de sa pierre en deux séances ; dans l

tie doit s'appliquer à plus de cas que la taille , qu'elle sera plus généralement encore appliquée dans l'avenir , et que, pour le passé , elle a déjà donné des résultats plus favorables. — J'ai dit.

M. Velpeau repousse le reproche d'avoir donné des chiffres inexacts. Les chiffres de M. Lisfranc et les miens mènent au même résultat pour ce qui concerne la taille en Angleterre. Pour l'Italie , M. Lisfranc s'appuie sur un relevé de M. de Renzi, publié dans la *Gazette médicale* de 1835 ; je me suis appuyé sur un des documens fournis par le même auteur, et publiés dans la *Gazette médicale* de 1834 (1). Du reste, je n'ai pas voulu citer des statistiques qui m'ont paru exagérées, celle de Lecat, par exemple, qui , sur 350 taillés , dit n'en avoir perdu que deux ou trois (2). M. Lisfranc m'a interpellé sur les pièces dont j'avais parlé à l'occasion de M. Heurteloup : j'en ai une qui m'est particulièrement adressée, une autre a été publiée dans la *Lancette anglaise* de samedi dernier : elles sont signées des noms les plus recommandables , sir A. Cooper, M. Listau. Il en résulte que cinq ou six malades donnés comme guéris par M. Heurteloup, se sont représentés dans les hôpitaux avec la pierre , et chez l'un d'eux entre autres on a trouvé des fragmens de calculs anciens formant le noyau de nouveaux calculs. Je n'accuse pas pour cela la probité scientifique de M. Heurteloup ; il s'est abusé sur les résultats, comme nous nous abusons tous. Ainsi, quand on veut diminuer la proportion des morts pour quelque opération que ce soit, on ne manque pas de dire : celui-ci a succombé à une affection des viscères , celui-là à une autre cause. Messieurs, les taillés meurent parce qu'ils ont été

Lancette française de la même année , n° 64 , page 253, il est dit qu'il fut délivré en neuf séances.

(1) Voyez le n° 22 de la *Gazette médicale.*

(2) Voyez le n° 64 de la *Lancette française.*

taillés, les lithotritiés, parce qu'ils ont été lithotritiés. Voilà la vérité.

Je passe à la discussion des faits de M. Bancal; et ici il y a quelque chose de plus grave. On me reproche d'avoir fait de la statistique avec des faits isolés. Mais, d'une autre part, M. Lisfranc n'a-t-il pas mis en principe qu'il fallait prendre tous les faits, et non-seulement les compter, mais les peser. Et quels sont ceux que l'on peut mieux peser que les observations rapportées avec tous leurs détails dans les ouvrages mêmes des lithotriteurs? De l'examen de ces faits, j'avais d'abord conclu qu'il y a eu deux guérisons sur quatorze opérés. M. Lisfranc affirme qu'il y en a eu quatre; de plus, que chez trois malades, il n'y a pas même eu de tentative. J'ai donc recouru au livre; le voici : chacun pourra le consulter, et je maintiens qu'il y a eu des tentatives chez tous les malades. Quant à la différence entre les tentatives et l'opération, nous avons vu ce qu'il faut en penser.

Mais y a-t-il eu vraiment quatre guérisons au lieu de deux? Je pourrais dire ici que si j'ai été inexact, c'est en donnant un chiffre plus élevé au lieu d'un chiffre trop bas; car il n'y a vraiment qu'une guérison bien constatée. Pour le second malade, l'opération, continuée durant près de quatre mois, avec les accidens les plus fâcheux, a fini par ne plus rencontrer de pierre dans le vessie, mais l'urine rendait toujours un dépôt lithique, et l'auteur lui-même convient que cette circonstance a laissé son esprit en proie aux conjectures. Dans l'observation quatrième, citée par M. Lisfranc comme une guérison, il n'y avait qu'un petit calcul qui fût broyé; mais M. Bancal ajoute qu'il fut étonné de ne pas voir sortir une quantité de détritus proportionnée au volume présumé de la pierre; et le malade a succombé plus tard à un catarrhe vésical. Enfin, pour ce qui regarde la femme, elle avait un petit calcul qu'on broya. Il survint une récidive;

la lithotritie, cette fois, fut entravée par des accidens ,
plus tard la malade rendit naturellement un petit calcul , et se trouva guérie. La lithotritie n'est pas pour
grand'chose dans cette guérison ! Ce sont là des faits
que je suis bien aise de rétablir (1).

M. Lepelletier. — Pour un fait personnel, j'ai cité
une statistique prise dans l'hôpital, et M. Velpeau l'a
trouvée exagérée.

M. Velpeau. — Je ne crois pas avoir dit cela, et si
je l'ai dit je le désavoue (2).

M. Breschet. — Je ne veux faire qu'une seule observation , afin de mettre un terme à ce débat. Cette
question a déjà été agitée , il y a plusieurs années ,
dans l'ancienne section de chirurgie ; elle était alors
moins mûre qu'à présent , et ne présentait pas autant
d'intérêt : la discussion fut fermée sans rien résoudre.
Je ne pense pas qu'une décision soit plus possible aujourd'hui qu'alors ; et ceci tient à deux causes principales, aux choses et aux personnes. Ainsi je vois les
partisans de la taille et de la lithotritie séparés en
deux camps ennemis (*Non ! non !*), et des deux parts on
s'attache à une opinion trop exclusive. Il ne faut pas
se dissimuler aussi que la lithotritie a été trouvée par
de jeunes chirurgiens ; que l'esprit humain , quand on
a dépassé un certain âge , répugne à se remettre sur
les bancs, à recevoir des leçons de ceux auxquels il
était accoutumé à en donner ; et puis nous étions ac-
coutumés à la taille, et l'on ne se défait pas tout-à-coup
de ses habitudes ; en un mot , nous n'étions peut-être
pas dans une position assez impartiale pour juger de
la lithotritie. Attendons que la génération qui s'élève ,
et qui s'exerce à la fois à la taille et à la lithotritie ,
nous donne les résultats de ses expériences compara-

(1) Voyez la *Gazette médicale.*
(2) Voyez la *Lancette française.*

tives. Je propose donc à l'Académie d'adresser des remercîmens aux divers membres qui ont soutenu la
discussion et qui y ont apporté tant de lumières, et de
passer à l'ordre du jour. (*Appuyé.*)

M. VELPEAU. — M. Breschet oublie qu'il ne s'agit pas
d'une décision à porter sur la question en litige, mais
sur un rapport. Je déclare d'ailleurs que je prends sur
moi la responsabilité de mes opinions, et ne prétends
nullement engager l'Académie (1). (*On demande la clôture sur plusieurs bancs.*)

M. ROUX. — M. Breschet est tombé dans une grave
erreur, en nous divisant en deux camps : personne ici
ne rejette la taille, personne non plus ne rejette la
lithotritie (2); au contraire, j'ai, moi, vanté la lithotritie. L'inflammation des articulations, survenue dans
une observation de M. Bancal, me suggère une réflexion sur la fréquence de ces accidens après la lithotritie; ainsi mon dernier malade a eu un gonflement
de poignet (3). Tout ce qui nous sépare c'est la fixation
des indications qui conviennent à l'une et à l'autre; et
il est trop vrai que nous ne pouvons rien décider à cet
égard, puisqu'il nous manque des élémens. Mais je
prie au nom de la science, j'adjure MM. les lithotriteurs de vouloir bien nous les donner exactement,
soit pour le passé, soit pour l'avenir. On a cité les
succès et les revers de MM. Civiale et Heurteloup ;
mais M. Amussat fait aussi la lithotritie, et MM. Leroy
d'Étiole et Ségalas, qui tous nous communiquent
tous leurs faits, puisque ce n'est que par une grande
masse de faits qu'on arrivera à quelque déduction lé-
gitime. Je déclare pour ma part, que je me croirais
engagé à le faire, si quelqu'un venait me demander,

---

(1) Voyez la *Gazette médicale.*
(2) Voyez le n° 332 du *Réformateur.*
(3) Voyez la *Lancette* n° 64.

par exemple, M. Roux, combien de fois avez-vous pratiqué la staphyloraphie, et avec quels résultats ? Je répondrais : J'ai pratiqué 75 opérations de staphyloraphie. Les cas où l'opération n'a pas réussi sont de un sur quatre, et l'opération n'est pas sans danger, car deux de mes malades y ont succombé.

J'ai plus récemment modifié d'une manière assez avantageuse la suture du périnée. Voici le résumé de mes essais à cet égard : j'ai fait cette suture onze fois sur neuf femmes, attendu que deux fois elle avait échoué ; deux de mes opérées sont mortes, les autres sont guéries. Voilà ce que chaque chirurgien devrait dire pour toutes ses opérations. C'est ainsi qu'avancerait la science ; et voilà ce que je désire vivement qui soit fait pour la lithotritie. (*Très bien.*)

M. Ségalas propose à l'Académie, comme l'a déjà fait M. Souberbielle, de nommer une commission permanente, comme celle de la vaccine, qui porterait le titre de *commission de la taille et de la lithotritie*, et qui serait composée de membres étrangers à l'une et à l'autre de ces opérations. (*On rit.*) Cette commission ferait chaque année un rapport général sur tous les faits de la taille et de la lithotritie qui auraient eu lieu dans Paris. (*Appuyé.*)

M. Velpeau déclare qu'il se rallie à cette proposition.

M. Roux la rejette, attendu qu'il n'y a pas plus de raison de nommer une commission pour ces deux opérations que pour toutes les autres.

M. Rochoux revient sur le pronostic qu'il a déjà porté : il est convaincu que dans vingt ans la lithotritie sera bien plus fréquemment employée que la taille.

M. Samson. — De toutes parts on s'est écarté de la question ; il ne faut cependant pas clore la discussion sans y revenir : deux professeurs de clinique, l'un officiel, l'autre amateur (*on rit*), ne vous ont rien caché ; ils ont dit que la lithotritie, appliquée comme méthode générale, donnerait des résultats déplorables; personne ne l'a contesté, mais on s'est tourné d'un autre côté, et on nous a reproché de vouloir déprécier la lithotritie, tandis qu'au contraire nous la proclamions excellente dans de justes limites, et que nous cherchions à la défendre contre ses abus. A ce propos, on en a appelé aux sentimens de l'auditoire, on a vanté les bienfaits d'une opération que nous ont conservée deux de plus grands chirurgiens de notre époque. Qu'est-ce que cela prouve? que ces deux chirurgiens étaient dans des conditions favorables à la lithotritie. Puis on a tiré un grand avantage des aveux qui nous étaient échappés, a-t-on dit, à M. Velpeau et à moi; mais ces aveux prétendus ne sont qu'une conséquence directe de la doctrine émise dans notre rapport, si j'étais dans les conditions requises, je me ferais lithotritier, tout comme je lithotritierais mes malades. Il était inutile de s'écrier que la lithotritie était sauvée, attendu qu'elle n'était point attaquée (1).

Mais nous avons eu le grand tort de la rejeter comme méthode générale. Messieurs, il ne faut pas jouer sur les mots : on entend en chirurgie, et nous, nous entendons par méthode générale, celle qui peut répondre au plus grand nombre des éventualités ; par méthode exceptionnelle, celle dont les applications sont plus circonscrites. N'est-il donc pas vrai que la taille peut s'appliquer à tous les cas, même à ceux de la lithotritie, tandis que la lithotritie ne saurait s'appliquer à tous les cas de la taille ? Tout le monde est d'accord sur ce point, ce me semble, mais la conséquence est forcée ; donc la lithotritie est la méthode exceptionnelle, et

(1) Certainement le rapport de M. Velpeau est une attaque contre la lithotritie; ce chirurgien a dit lui-même qu'il avait jeté dans l'Académie une espèce de brandon. Son intention était donc de remettre tout en question; et on n'agit ainsi qu'en politique, quand on veut tout détruire, tout bouleverser.

nous ne l'avons pas entendu autrement dans notre rapport (1).

Il semble toutefois qu'il y ait une sorte de contradiction à dire que la taille, que nous croyons moins favorable dans les cas simples, le sera davantage dans les cas compliqués ; mais cette contradiction n'est qu'apparente : la raison de nos préférences se trouve dans les accidens propres à chacune des deux opérations ; les accidens de la taille se rattachent surtout à l'incision, ceux de la lithotritie à l'irritation de la vessie. Quand la vessie est saine et que la facilité présumée des manœuvres ne laisse rien à craindre de ce côté, la lithotritie a tout l'avantage ; car ses dangers alors sont peu de chose, et elle évite au malade ceux de la taille. Si, au contraire, la vessie est déjà malade, les dangers du broiement se présentent dans toute leur force, ceux de l'incision sont bien moindres, la taille alors mérite la préférence.

M. le président annonce qu'il va mettre le rapport aux voix.

M. Narquart. Mais personne n'a demandé la clôture, et plusieurs personnes sont encore inscrites pour prendre la parole.

La discussion sera donc continuée à mardi prochain (2).

Séance du 2 juin 1835.

L'ordre du jour est la suite de la discussion sur la lithotritie.

(1) Le n° 232 du *Réformateur* contient là-dessus des réflexions que je trouve convenable de transcrire : « La distinction nous suggérait une
» analogie forcée, par laquelle sa pensée eût été mieux saisie ; dans les cas
» difficiles, par exemple, l'opération césarienne ne serait-elle pas, par rap-
» port à l'accouchement manuel, l'opération générale, si par là on en-
» tend celle qui peut s'appliquer à *l'univetsalité* des cas ? et cependant sa
» méthode rationnellement générale doit s'appliquer seulement à la géné-
» ralité, c'est le forceps. »
(2) Voyez la *Gazette médicale*, et *la Lancette*, n° 64.

MM. Dubreuil, doyen de la faculté de Montpellier, et Valentine Mott, de New-York, sont présens à la séance.

M. Sanson. — J'avais pris la parole à la fin de la dernière séance, lorsque l'heure avancée m'a obligé de m'arrêter : je vais donc compléter ce que j'avais à dire. J'avais établi d'abord qu'on s'était mépris en nous considérant comme les adversaires de la lithotritie, car nous n'en combattons que les abus ; puisqu'on n'avait pas bien compris notre pensée en repoussant pour la lithotritie la qualification de méthode exceptionnelle ; mais il est trop évident, que quand même la lithotritie serait applicable à 90 cas sur 100, la taille qui peut s'appliquer aux cent cas demeure toujours la méthode générale (1). Il semble qu'il y ait une sorte de contradiction à dire que la taille, que nous croyons moins favorable dans les cas simples, le sera davantage dans les cas compliqués ; mais cette contradiction n'est qu'apparente ; la raison de nos préférences se trouve dans des accidens propres à chacune des deux opérations. J'avais mis en regard les accidens qui sont propres à chaque opération, surtout ceux de l'incision pour la taille, ceux de l'irritation de la vessie, de la cystite pour la lithotritie, et je regrette que sur ce point, ni le procès-verbal, ni les journaux n'aient bien compris ma pensée. Quand la vessie est saine, et que la facilité présumée des manœuvres ne laisse rien à craindre de ce côté, la lithotritie a tout avantage, car les dangers alors sont peu de chose, et elle évite au malade ceux de la taille. Si au contraire la vessie est déjà malade, les dangers du broiement se présentent dans toute leur force ; ceux de l'incision sont bien moindres, la taille alors mérite la préférence (2).

(1) Voyez le n° 23 de la *Gazette médicale.*
(2) Voyez la *Gazette médicale*, et *la Lancette française*, n° 67.

Et d'abord qu'on me permette une observation : j'ai attribué les vives attaques dont nous avons été l'objet à un malentendu, à une méprise, et nous connaissons trop bien la loyauté de nos adversaires, pour admettre même la possibilité d'une autre hypothèse ; mais il faut cependant convenir que si nous avions eu en face des hommes poussés par quelques motifs secrets, personnels, à faire valoir une méthode, ils n'auraient pu mieux s'y prendre. C'est une excellente tactique que de supposer des objections imaginaires, pour se donner la gloire facile de les renverser. *Pour nous*, je le répète, nous sommes partisans et amis de la lithotritie, et peut-être ses amis les plus véritables, car nous l'avertissons de ne pas suivre désormais une voie qui lui deviendrait fatale. Ceci n'est pas un blâme de ce qui a été fait, car tous les débuts sont difficiles, on tâtonne, on expérimente, mais après douze années d'expérimentation (1) il est temps d'en déduire des conséquences, et nos paroles sont uniquement un avis pour l'avenir.

Je veux relever aussi deux assertions de M. Amussat : il nous a dit que la lithotritie avait été à sa naissance accueillie avec froideur, repoussée par les préventions : messieurs, on trouverait difficilement, au contraire, une autre opération qui ait excité d'abord une telle sympathie. C'était parmi les médecins la propagande la plus active ; chez les malades c'était de l'enthousiasme, et les chirurgiens des hôpitaux, ou bien essayaient eux-mêmes la lithotritie à leurs cliniques, ou bien appelaient les lithotriteurs.

M. Amussat assure aussi qu'aujourd'hui les malades fuient nos hôpitaux par effroi de la taille. Eh messieurs ! depuis que ces débats sont commencés, les renseignemens de toute espèce nous sont venus ; il y a dans Paris un

______

(1) La nouvelle lithotritie, la lithotritie par percussion, ne date que depuis trois ans.

service spécial dans un hôpital consacré à la lithotritie ; dans toute l'année 1834, il n'y a eu que 5 ou 6 calculeux opérés. Je maintiens du moins qu'ils n'ont pas dépassé ce dernier nombre, et sur ce nombre *deux sont morts !* Depuis le 1er janvier de cette année, il est entré trois calculeux dans le même service ; un est mort de l'opération, mais il était dans des conditions très défavorables ; un autre opéré a eu des accidens assez graves ; le troisième est bien portant, mais il n'a pas encore été lithotritié. Or, pour ne parler que de l'Hôtel-Dieu, il y est entré cette année cinq calculeux pour se faire tailler (1). Vous voyez donc que les hôpitaux ordinaires n'ont pas si fort à redouter qu'on le dit la concurrence de l'hôpital Necker (2).

Arrivons maintenant au fond de la question. La commission attaquée a d'abord répondu par des chiffres, et les chiffres sont accablans pour la lithotritie (3). Ici, nos adversaires se sont divisés ; M. Amussat a rejeté tout argument tiré de la statistique, mais il est tombé, à mon avis, dans une erreur grave : il est impossible que lui-même n'ait pas opposé faits à faits quand il a pris parti pour la lithotritie contre la taille ; ce sont sans doute les succès qui l'ont décidé ; mais pour les apprécier il a dû les compter, et toute expérience comparative se réduit en dernière analyse à un chiffre ; qu'il n'ait pas compté exactement, soit ; alors la démonstration est seulement moins rigoureuse ; mais il n'en a pas moins compté ; agir autrement, ce serait se priver volontairement des lumières de la raison, ce serait faire

(1) Selon la *Gazette médicale* de Paris, n° 23, page 364 de l'année 1835, il est entré à l'Hôtel-Dieu ; 5 calculeux ; selon le *Journal hebdomadaire* de la même année, n° 23, page 317, il y a été pratiqué depuis le commencement de l'année six opérations de taille, deux par M. Roux, quatre par M. Sanson.

(2) M. Amussat n'a jamais parlé de l'hôpital Necker.

(3) Je ne connais point de chiffres accablans pour la lithotritie actuelle.

de la chirurgie une loterie, ce serait une chose vraiment immorale. Je dis donc que M. Amussat lui-même a compté.

M. Lisfranc, lui, ne rejette point la statistique, mais il a cherché à redresser nos chiffres ; on lui a fait à cet égard une concession que je regrette ; ainsi, au lieu d'établir une mortalité de un sur quatre à cinq opérés, on a diminué d'un le nombre des opérés, et accru ainsi la mortalité. Je maintiens que la première proportion est la véritable. Du reste, M. Lisfranc a mis à part les enfans ; et je crois qu'il a eu parfaitement raison ; moi-même j'ai eu occasion de faire voir que pour bien apprécier les résultats de la taille, il fallait exclure les enfans ; je dois ajouter cependant que dans la discussion actuelle, comme on mettait en ligne de compte les enfans lithotritiés, il fallait bien aussi admettre les enfans taillés.

Mais supposons exacts les renseignemens donnés par M. Lisfranc, et que la mortalité par la taille soit égale à celle de la lithotritie, la taille serait encore préférable (1). Ainsi la taille est moins douloureuse ; chez quelques individus à la vérité, le broiement est très peu pénible, et j'ai vu moi-même un malade qui disait qu'il pourrait dormir pendant l'opération ; mais c'est le seul que j'aie vu si bien disposé ; le plus grand nombre se plaint de douleurs excessivement aiguës. Je pourrais ici m'appuyer du fait même que M. Amussat a rapporté comme si concluant en sa faveur ; de cet homme qui comparait une séance de broiement à l'arrachement d'une dent ; car, d'une part, l'arrachement d'une dent ne cause pas déjà une douleur si légère ; mais surtout ne vous souvenez-vous pas qu'en parlant

______

(1) Il n'est pas démontré que la mortalité après la lithotritie soit égale à la mortalité après la taille, car ni M. Velpeau ni M. Sanson n'ont présenté des statistiques de la lithotritie actuelle par l'instrument à deux branches.

de cet opéré, il est échappé à **M. Amussat** de l'appeler un *martyr* (1)?

J'ai dit que la taille convenait à un plus grand nombre de cas, et cela est évident; j'ai dit qu'elle était plus facile, et personne ne le conteste ; et **M. Amussat** en a pris même avantage pour rejeter les insuccès de la lithotritie sur la maladresse des lithotriteurs. Eh bien ! je maintiens que c'est un immense avantage pour la taille que d'être une opération à portée de tous, une ressource que tous les malades ont pour ainsi dire sous la main (2), tandis que la plupart de ceux qui se résigneraient à la lithotritie n'ont guère que cette double chance, ou d'être mal opérés, ou de n'être pas du tout opérés. La lithotritie est également suivie de convalescences plus longues; M. Lisfranc nous dit à la vérité : *Me voilà ! je me porte bien !* Je le lui accorde et lui en fais mon compliment (on rit) ; mais combien de temps a-t-il mis à se rétablir? Et faut-il énumérer ici le grand nombre de catarrhes vésicaux et autres accidens consécutifs à la lithotritie (3)?

En outre, la lithotritie est plus longue, car la taille

(1) Je n'ai pas trouvé que M. Amussat ait dit que ce malade était un martyr; d'ailleurs, s'il l'avait dit même, n'est-ce pas être un martyr que d'avoir eu cinq fois le calcul? Pour ce qui concerne les douleurs que provoque la lithotritie, je citerai les paroles de M. Sanson dans les *Élémens de pathologie médico-chirurgicale,* 1833, tome 5, page 529 : « Elle (la li-
» thotritie) n'a en général besoin d'aucune préparation, et elle est si peu
» douloureuse, que les malades peuvent vaquer à leurs affaires pendant
» l'intervalle des séances. »

(2) Je ne pense pas qu'on ait sous la main des chirurgiens capables de faire la taille ; je suis porté à croire que la lithotritie deviendra une opération plus répandue que ne l'était la taille, car la lithotritie, perfectionnée et simplifiée comme elle l'est à présent, est à l'abri de beaucoup de dangers qu'elle présentait auparavant ; mais comme M. Sanson l'a dit lui-même (ouvrage cité, à la même page) : « Beaucoup de chirurgiens aiment mieux pra-
» tiquer la cystotomie que de se soumettre aux exercices multipliés qui
» seuls peuvent rendre capable d'employer convenablement les instrumens
» lithotriteurs. »

(3) Voyez la *Gazette médicale.*

débarrasse en une séance (1); il en faut ordinairement
plusieurs à la lithotritie; et enfin elle donne moins de
sécurité contre les récidives par l'oubli de quelques
fragmens (2). On me répond que les lithotriteurs sont
des gens habiles; mais M. Lisfranc est un chirurgien
habile : est-il sûr de rencontrer toujours toute pierre
ou tout fragment de pierre enfermé dans la vessie? S'il
avait cette certitude, il ne me resterait qu'à désirer
qu'un si rare avantage fût partagé par tous les chirurgiens (3).

Enfin, on a dit que cette discussion ne servirait à
rien; que chacun conserverait son opinion. Si quatre
ou cinq seances pareilles à celles qui ont eu lieu ne servent à rien, il faut mettre les clés sous la porte.

Je crois, quoi qu'on ait dit que cette discussion a
jeté de vives lumières, que les lithotriteurs *quand
même* (on rit), c'est-à-dire ceux qui appliquent la
lithotritie à tous les cas, avertis par les résultats du
passé, seront plus attentifs à l'avenir, et mettront un
peu plus de réserve dans leurs tentatives; et ceux de
nos collègues qui sont étrangers à cette opération se
seront convaincus que si la lithotritie est bonne, et
n'expose point à des revers quand elle est convenablement appliquée, elle est meurtrière et a des conséquences très fâcheuses, lorsqu'on en fait une méthode
générale (4).

_____

(1) Cette séance est courte à la vérité, mais le malade n'en est pas moins
obligé, comme le dit M. Velpeau (*Médecine opératoire*, tome 3 , page
905), « de garder le lit ou la chambre pendant 20 ou 30 jours, tandis que,
» hors des séances, la lithotritie le dérange à peine de ses habitudes. »

(2) Voyez la *Lancette*.

(3) Voyez la *Gazette*. Ordinairement j'ai vu qu'on ne pouvait sentir que
difficilement les petits fragmens lorsqu'il en restait peu ; mais agissant d'a-
près les règles , on les saisissait sans les sentir.

(4) J'espère que ces discussions ont fixé les esprits sur la lithotritie, qu'on
l'étudiera davantage, qu'elle sera plus connue, et par cette raison plus souvent appliquée ; et que par conséquent les chirurgiens, surtout ceux qui

On a dit que cette discussion pourrait nuire aux malades qui seraient détournés de se faire opérer par la lithotritie ou par la taille. Messieurs , votre décision aura une haute portée; si vous l'ajourniez, vous engageriez les lithotriteurs qui ont un mort sur trois ou quatre opérés à persister , et vous autoriseriez ces tentatives malheureuses à se reproduire ; si vous passiez à l'ordre du jour, on dirait que l'attaque , puisqu'on l'a appelée une attaque contre la lithotritie , était injuste (1) ; si, au contraire, vous traitez favorablement le rapport, les malades ne seront pas écartés; on saura que l'on a discuté avec soin , et qu'il a été reconnu que la lithotritie employée avec discernement est une chose bonne et utile, mais qu'elle est mauvaise comme méthode générale : les malades seront au contraire plus rassurés (2).

M. Lisfranc. — Avant de répondre à M. Sanson, j'ai un léger différend à vider avec M. Velpeau. A propos des observations de M. Bancal, après y avoir vu deux guérisons, M. Velpeau n'en trouve plus qu'une, tandis que j'en avais cité quatre; je tiens à démontrer ce que j'ai avancé; le premier fait est admis comme une guérison par M. Velpeau, donc pas de discussion à cet égard; le second me paraît un des plus beaux succès qu'ait obtenus la lithotritie, car la vessie contenait des productions accidentelles, et un an après l'opération, le sujet, malgré ses soixante-dix-huit ans, n'avait pas cessé de se bien porter. C'est par erreur certainement que M. Velpeau a dit que l'urine continuait à donner

appliquent la taille à tous les cas, avertis des bienfaits de la lithotritie, mettront plus de réserve dans la pratique de la cystotomie. Je connais des chirurgiens qui appliquent la taille à tous les cas , je ne connais point de lithotriteurs qui appliquent la lithotritie sur tous les malades.

(1) L'Académie ayant passé à l'ordre du jour, M. Sanson a donné lui-même le sens de la décision de cette société savante.

(2) Voyez la *Gazette* et la *Lancette.*

un dépôt lithique, il n'en est nullement question ; et
quand cela serait, est-ce donc une preuve que la vessie
contient encore une pierre, et ce dépôt ne s'observe-
t-il pas même après la taille? Des douleurs rhumatismales seulement ont forcé de suspendre deux mois
l'opération ; il n'a donc pas été opéré pendant trois
mois consécutifs. Le sujet de la quatrième opération a
survécu deux ans et demi à l'opération. Les urines déposaient des mucosités abondantes; mais un catarrhe
vésical à 72 ans est-il chose si extraordinaire, qu'il faille
l'attribuer à la lithotritie, et dire que c'est là un insuccès? Enfin la première femme, délivrée de plusieurs
calculs ensemble par le broiement, s'est bien portée pendant une année entière, et c'est parce que *trois ans après*
elle a rendu un autre calcul par l'urètre, que M. Velpeau
prend ce cas pour un échec ! Quelqu'un a-t-il jamais
prétendu que la lithotritie préservât des récidives (1) ?

Je laisse de côté quelques autres allégations contraires aux miennes. Ainsi, M. Velpeau compte toujours 14 opérés, et il y en a un pour lequel on n'a
même jamais songé au broiement, et deux autres que
l'on s'est borné à sonder avec les sondes ordinaires,
l'un même avec des sondes du n° 4 ; le livre est là, les
faits y sont comme je l'ai dit; maintenant qu'on les explique comme on voudra, qu'on prenne l'introduction
d'une simple sonde pour une opération de lithotritie,
je ne m'arrêterai pas à réfuter sérieusement de semblables interprétations.

J'en viens à M. Sanson, et d'abord pour répondre à
une légère insinuation de son exorde, je lui rappellerai
que je n'ai dans cette discussion d'autre intérêt que la
vérité. J'ai étudié sérieusement la lithotritie, et j'avais
pour cela un motif qui valait bien tous les autres, mais
je ne l'ai pas même pratiquée. Du reste, si notre argu-

____

(1) Voyez la *Gazette médicale* et la *Lancette*.

mentation est entachée d'erreur, elle doit être d'autant plus facile à renverser, et j'avoue pourtant que je n'ai rien entendu qui fût capable de me convaincre.

Ainsi, M. Sanson proclame la taille méthode générale, parce qu'elle peut s'appliquer à tous les cas; mais où donc a-t-on vu qu'en chirurgie on érigeât en méthode générale le procédé qui pourrait, à la rigueur, être mis le plus souvent en usage au lieu de celui qui réussit le plus souvent? Qu'on ne s'y trompe pas : ces procédés qui remédient à tout ne sont le plus souvent que d'extrêmes ressources qu'on peut employer, oui, mais qu'on ne doit employer qu'après avoir épuisé tous les autres, en un mot, de véritables moyens exceptionnels, qu'une singulière erreur de mots a pu seule confondre avec les méthodes générales. La taille est cette ressource extrême que la nécessité seule justifie, et qui ne doit être tentée qu'au défaut de la lithotritie.

On avance que la lithotritie est plus douloureuse que la taille; je veux bien l'admettre dans les cas difficiles, quand la vessie est malade, le calcul dur et volumineux; mais je maintiens l'opinion contraire, dans le cas de calculs médiocres dans une vessie saine, d'une part, parce que le calcul est détruit en peu de séances, et d'autre part, parce que nos adversaires se font une étrange illusion, s'ils bornent les douleurs de la taille à celles de l'incision même. Les chirurgiens qui ont fait souvent la taille savent très bien quelles horribles souffrances causent souvent le chargement de la pierre et les efforts nécessaires pour son extraction; ils tiennent compte aussi des douleurs provoquées par le passage continuel de l'urine sur cette plaie récente et sensible, sans parler des accidens qui peuvent aggraver les suites de l'opération (1).

(1) Pour ce qui concerne les douleurs que la lithotritie provoque, j'ai eu

Mais, ajoute-t-on, la convalescence est plus longue après la lithotritie. Je le nie encore, d'abord pour ce qui me regarde, mais ensuite, messieurs, pour le grand nombre d'opérés près de qui j'ai fait prendre des renseignemens avant de me décider moi-même ; le plus ordinairement après chaque séance de lithotritie, l'opéré peut selivrer à ses affaires comme auparavant (1).

Enfin, et j'avais cependant déjà répondu à ce reproche, M. Sanson accuse les lithotriteurs de laisser fréquemment des fragmens de calculs (2). J'ai vu fréquemment lithotritier, et beaucoup de malades ont guéri immédiatement après que le dernier fragment était enlevé, d'après l'opinion de l'opérateur lui-même (3). En thèse générale, sans doute qu'il n'est pas toujours facile de reconnaître ces fragmens dans une vessie ample, par exemple, dans une vessie à colonnes, ou encore dont le bas-fond est très déprimé, et surtout avec nos sondes ordinaires. Je ne veux pas même dire que les lithotriteurs ne tombent jamais dans l'erreur à cet égard ; *jamais et toujours* sont des mots vides de sens en chirurgie, mais je m'en rapporte à tous ceux qui ont vu pratiquer la lithotritie, qui ont suivi avec attention le procédé d'exploration, la manière d'agir des instrumens ; tous vous diront combien l'erreur doit être rare. Voici en effet comment les choses

déjà l'occasion de citer dans mes notes précédentes des passages de MM. Velpeau et Sanson qui démontrent que les douleurs de la lithotritie n'ont aucune comparaison avec celles de la taille.

(1) La santé de presque tous les malades que j'ai vu lithotritier s'est rétablie durant l'opération même. Je prie le lecteur de voir l'observation du malade que M. Leroy avait opéré dans la maison de santé de M. Dubois. Il y eut 19 séances, et nonobstant cela, à mesure que les séances avançaient, le malade reprenait son embonpoint, et sa santé fut rétablie en même temps qu'il fut débarrassé du calcul. Voyez aussi l'observation de Vigne, lithotritié par M. Amussat.

(2) Voyez la *Gazette médicale*.

(3) Voyez la *Lancette*.

se passent : on explore d'abord la vessie distendue par l'urine ou par une injection; puis on évacue le liquide; l'organe revient alors sur lui-même, et embrasse l'instrument avec une telle force, que celui-ci , malgré son pouls et sans être soutenu, demeure maintenu dans sa position presque perpendiculaire à l'horizon et à l'axe du corps. Les calculs ou les fragmens de calcul sont donc nécessairement ramenés contre les branches et vont pour ainsi dire au-devant. Cette rétraction de la vessie est si réelle et si forte, que chez beaucoup d'opérés ces dernières explorations sont plus pénibles que l'opération même; ainsi lorsque , dans la dernière séance que je subis, mon calcul étant détruit depuis long-temps , on explora pour la dernière fois la vessie vide, je la sentis qui se contractait avec une telle force sur l'instrument, que la douleur dépassa tout ce que j'avais senti jusqu'alors, et il fallut attendre quelques minutes que le spasme eût diminué (1).

J'avais dit que s'il restait quelque fragment, la douleur en avertirait le malade. M. Sanson répond que la douleur persiste généralement plusieurs jours après le broiement complet du calcul ; cela est vrai, mais encore ici n'allons pas , à la faveur du mot, mettre la confusion dans les choses : ce n'est plus la douleur vive, cruelle , *sui generis*, de la pierre, c'est une douleur toute différente , dépendante de l'irritation que la pression des instrumens droits a occasionnée au col de la vessie ; les calculeux ne s'y méprennent point (2).

M. Velpeau. — Je ne répondrai pas à la brillante leçon que vient de nous faire M. Lisfranc, je suis fâché d'être obligé de revenir sur les insuccès de M. Ban-

(1) La lithotritie actuelle, perfectionnée et simplifiée, épargne aux malades ces souffrances dont parle M. Lisfranc ; l'instrument à deux branches permet de faire les recherches les plus minutieuses sans causer des douleurs semblables.

(2) Voyez la *Gazette médicale.*

cal, d'autant plus que cela n'éclairera pas beaucoup la question principale ; mais enfin M. Lisfranc m'y ramène. Après avoir posé en principe que quand on cite il faut citer juste, il ne paraît pas beaucoup l'observer lui-même. Ainsi ce n'est pas le premier malade de M. Bancal que j'ai donné comme guéri, c'est le second ; et je ne suis pas étonné que M. Lisfranc n'ait pas trouvé le dépôt lithique en le cherchant ailleurs que là où je le mentionnais. Dans la première observation, quatorze séances en quatre mois, et après la guérison, urines vaseuses. Pour le troisième , M. Lisfranc dit qu'il est mort trois ans après.

M. Lisfranc. — Deux ans et demi.

M. Velpeau. — M. Bancal dit qu'il est mort au bout d'un an.

M. Lisfranc. — Mais voilà le livre !

M. Velpeau. — M. Bancal est fort mécontent de son malade qui ne voulait pas rester à Bordeaux, même à ses frais ; il avoue n'avoir pas vu de détritus proportionnellement au volume de la pierre ; il a rendu des urines purulentes ; il est mort avec des envies fréquentes d'uriner. Quant à la femme qui a recommencé à souffrir un an après , elle ne saurait passer pour guérie : M. Lisfranc dit qu'elle a expulsé plus tard un petit calcul. Or, je trouve que ce petit calcul avait un pouce et demi de diamètre sur deux pouces et demi ; est-ce là un petit calcul ?

M. Lisfranc. — Je ne répondrai plus sur ce sujet ; on peut consulter l'ouvrage.

M. Velpeau. — Un seul malade est donc réellement guéri ; et enfin pour ces tentatives qui ne sont pas, dit-on, l'opération même, je dis qu'elles ont les mêmes dangers ; en effet, le danger vient ici de la nécessité de maintenir dans l'urètre des instrumens volumineux et droits ; et les prétendus instrumens courbes d'aujourd'hui n'échappent pas à ce reproche, car la courbure est tout entière dans la vessie, et la portion droite dans l'urètre (1).

M. Amussat. — Qu'il me soit permis d'abord de

(1) Voyez la *Gazette médicale* et la *Lancette*, pour ce qui regarde le danger des tentatives de lithotritie. M. Velpeau a raison de dire qu'elles présentent les mêmes dangers que la lithotritie même. Je pense qu'elles présentent encore plus de dangers, car alors on fait bien plus de recherches inutiles qui fatiguent et irritent la vessie. On a eu tort de dire que les instrumens lithotriteurs actuels sont courbes ; ils sont droits, car la partie qui est dans l'urètre est droite, et c'est une condition indispensable pour la lithotritie.

Je n'aurais pas désiré citer l'analyse des observations de M. Bancal, car elles ne servent pour rien à résoudre la question, mais j'y suis forcé, ne voulant pas que le lecteur trouve dans mon ouvrage une omission, et que son esprit reste par conséquent dans l'incertitude. Les voici donc telles que je les ai trouvées dans l'ouvrage de M. Bancal.

Première observation. — 14 séances depuis le mois de juillet jusqu'au commencement de novembre, après quoi M. Anjaut, âgé de 60 ans est exempt de toute espèce de souffrances ; il a acquis beaucoup d'embonpoint et repris ses pénibles travaux dans le chantier de constructions de navires. Les urines n'ont pas cessé de charrier une matière vaseuse, un gluten lithique. Ce phénomène a laissé M. Bancal dans le vague des conjectures, ne pouvant expliquer la nature et les causes de la maladie, mais il ne doutait pas de la guérison du malade, car elle était évidente.

Deuxième observation. — M. Dupuis, âgé de 78 ans. Trois séances depuis le 16 septembre jusqu'au 3 novembre. Depuis cette époque, le malade n'a pas discontinué de se bien porter et de vaquer à ses affaires.

Troisième observation. — Rollan, âgé de 52 ans. Il a eu deux séances de lithotritie. Il quitta Bordeaux pour une affaire majeure ; plusieurs mois après, il fut taillé par M. Viguerie, et guéri.

Quatrième observation. — Jean Léglise, âgé de 72 ans. On procéda au brisement en janvier 1827, quatre séances suffirent pour détruire le calcul. M. Bancal s'étonnait de la petite quantité de detritus qu'il avait recueillie, et son esprit se perdait en conjectures ; mais, selon moi, la chose était très simple : le malade doit avoir perdu du detritus, comme cela arrive souvent ; quoique la pierre fût détruite, les urines continuèrent à déposer une grande quantité de mucosités épaisses et mêlées de pus ; elles étaient rendues fréquemment, en petite quantité ; malgré cela, pendant les *deux ans et demi* qui ont suivi l'opération, il a pu vaquer à ses affaires ; il n'est mort qu'après ce temps.

Cinquième observation. — M. S... chirurgien près de Bazas, âgé de 55 ans. On fit un essai de lithotritie, il ne réussit pas, car la vessie se contractait fortement sur les branches du litholabe. Le malade retourna chez lui après cet essai inutile, qui ne causa aucun accident.

Sixième observation. — M. Eusèbe, âgé de 56 ans, atteint de la gravelle depuis trente à quarante ans, éprouvait depuis deux ans les symptômes de la pierre. Il mit cinquante jours pour se rendre de Madrid à Bayonne, où on lui fit, en le sondant, une fausse route. Puis il se rendit en

manifester mon étonnement de l'ingénieux détour auquel a recouru M. Sanson ; c'est nous, selon lui , qui

bateau au Mont-de-Marsan , de là il fut porté en litière jusqu'à Langon , d'où le bateau à vapeur le conduisit à Bordeaux. Dans le mois de mars 1829, on fit une séance de lithotritie ; la pierre et les symptômes d'irritation locale furent calmés ; de sorte qu'après dix jours on voulait l'opérer : mais il commença dès-lors à souffrir des douleurs rhumatismales, et se décida à partir pour Paris , où il est mort au mois d'août. MM. Dubois , Marjolin et Civiale, reconnurent que les organes urinaires étaient atteints de lésions organiques très graves , et que la vessie était considérablement raccornie.

Septième observation. — Orignac, âgé de 32 ans. On fit un essai de lithotritie, mais on ne parvint point à saisir le calcul ; aucun accident ne survint , mais il fut forcé de retourner chez lui pour vaquer à des travaux urgens. M. Bancal se proposait de tenter prochainement une nouvelle opération sur ce sujet.

Huitième observation. — Delerue, âgé de 70 ans, sujet à la gravelle depuis 30 ans ; il souffrait aussi du rhumatisme. On fit deux séances de lithotritie , le 21 mars et le 26 , pendant lesquelles les pierres furent attaquées sept fois. Dix jours se passèrent après la dernière opération sans aucun accident , après quoi le malade fut attaqué de fièvre et de cystite. La sur-irritation de la vessie ne pouvant être apaisée par aucun moyen , M. Bancal renonça à la lithotritie, et le 6 juillet il l'opéra de la taille par le procédé bilatéral ; trois calculs furent extraits et le malade est guéri. M. Bancal et le chirurgien du malade prétendaient que cet accident était la suite d'un transport de la maladie rhumatismale sur la vessie.

Neuvième observation. -- Bernard Hugol, âgé de 75 ans , fut lithotritié au mois d'août de 1827 ; la sur-irritation de la vessie qui survint fit renoncer à la continuation du broiement. M. Bancal lui fit l'opération de la taille par le procédé bilatéral au mois d'avril 1828 ; 53 calculs furent extraits, le malade est guéri.

Dixième observation.— Anna fut taillée par le même procédé; M. Bancal ne put faire l'extraction du calcul, car il était enkisté ; mais la malade a survécu à l'opération, il n'y a pas eu d'essai de lithotritie.

Onzième observation. — Figuier, âgé environ de 55 ans, était sujet à la gravelle depuis au moins 40 ans ; il éprouvait depuis une dizaine d'années les symptômes de la pierre. Depuis long-temps déjà la présence de la pierre déterminait chez ce malade des paroxysmes qui le tenaient des 15 , 20 et 30 jours dans un état de fièvre continue et de souffrances locales très intenses. M. Bancal introduisit la sonde du n° 4 , que le malade garda dix minutes ; le lendemain il reçut le n° 5, et le 3me jour le n° 6 ; les sondes étaient introduites avec la plus grande facilité, et ne produisirent aucune douleur au malade , mais il survint un paroxysme de sa fièvre habituelle, auquel il succomba.

Douzième observation. — Marie Boyer , âgée de 76, ans fut atteinte à l'âge de 74 ans 1824, de la gravelle, et jusqu'à 1826 elle avait rendu 30 calculs du volume de grosses fèves. Au mois de novembre 1826, elle était atteinte d'un catarrhe vésical , qui fournissait des mucosités très abondantes et très épaisses. En deux séances, la malade fut débarrassée de plusieurs calculs

avons attaqué la commission ; la commission n'a fait
que se défendre. Mais est-il donc besoin de rappeler

qu'elle portait dans la vessie ; huit jours après la dernière séance, le cathar-
rhe cessa, les urines devinrent aussi claires que dans l'état normal, et elle
se porta bien pendant une année ; puis elle recommença à souffrir, un
nouveau calcul acquit un volume considérable dans l'espace de six mois.
M. Bancal fit une séance de lithotritie, mais il renonça à continuer à cause
du commencement d'incontinence et des douleurs de la vessie. En 1829, le
15 juin, elle expulsa un calcul dont le diamètre transverse était d'un pouce et
demi, et le longitudinal de 30 lignes ; à la faveur de l'ouverture produite
par la sortie du calcul, M. Bancal introduisit le doigt dans la vessie, dont
la surface interne était rugueuse et hérissée de granulations lithiques. La
malade est guérie, mais l'incontinence persiste.

Treizième observation. — Madame Mart....., âgée de 60 ans, fut
soumise à deux essais de lithotritie ; on ne parvint pas à saisir le calcul,
mais il ne survint aucun accident. M. Bancal veut encore avec le temps
tenter la lithotritie, ou bien avoir recours à la lithotomie.

Quatorzième observation.—Madame Fourt......, âgée de 75 à 80 ans,
fut soumise à deux séances de lithotritie dans lesquelles la pierre ne put
être saisie à cause de sa grandeur ; la malade est morte, atteinte d'une
fièvre, qui se compliqua d'une affection grave des organes de la respira-
tion ; l'autopsie fit découvrir les poumons dans un état d'emphysime, par-
semés de granulations calculeuses, le pylore squirrheux, le sein gauche
ramolli, le droit en suppuration ; les ovaires profondément désorganisés,
le rectum rétréci au point que son diamètre ne pouvait recevoir qu'une
plume à écrire, et la vessie hypertrophiée et racornie contenait un calcul,
ovoïde et aplati qui avait 32 lignes de longueur, 23 lignes de large,
10 d'épaisseur, et pesait deux onces et quelques grains.

Voilà les quatorze observations citées par M. Bancal dans son manuel
pratique de la lithotritie. Chacun pourra en déduire les conclusions suivantes:

1° La lithotritie fut essayée sur 12 malades, car dans les dixième et
onzième observations il n'y a pas eu même d'essais.

2° La lithotritie a guéri les malades de la première, deuxième, quatrième et douzième observations.

3° Les malades de la troisième, huitième et neuvième observations,
furent taillés avec succès après avoir été soumis aux tentatives du broiement.

4° Dans les cinquième, septième et treizième observations, il ne survint
aucun accident après les tentatives de broiement, et dans les septième et
treizième, l'opération n'était qu'ajournée.

5° La mort du malade, dans la sixième observation, ne peut être aucunement attribuée à la lithotritie, etc.

6° La mort de la malade de la quatorzième observation avait pour
cause l'âge et les lésions graves dont elle était atteinte, mais certainement
la lithotritie a pu l'accélérer.

Qu'on compare le résumé de ces observations que j'ai présentées ici, et
celui qui est inséré dans le rapport et les discussions sur la taille et la lithotritie, pages 110-113, avec le livre de M. Bancal, et l'on verra lequel
d'entre eux est juste. M. Velpeau n'a point fait ce résumé dans les discussions de l'Académie, il a été composé après, et l'on a eu tort de l'insérer
dans l'ouvrage, l'ayant placé dans le discours de M. Velpeau lui-même.

les violentes expressions du rapport, ce jugement sévère porté contre la lithotritie, ce pronostic plus sévère encore? Jamais une opération encore nouvelle, fût-elle en butte à une agression plus vive? Nous n'avons fait, pour nous, que la défendre au nom de la science et de l'humanité. Et qu'on cesse donc de mêler les personnes à une discussion toute de choses, car nous ne formons point deux camps. Messieurs, nous n'avons tous ensemble qu'un ennemi commun, c'est la pierre (très bien!); seulement notez ceci : les uns l'attaquent directement par les voies naturelles, c'est la lithotritie; les autres, avec la taille, font une trouée périlleuse avant d'arriver à l'ennemi. (Sourires et marques d'assentiment sur tous les bancs.)

Le danger de cette dernière opération est flagrant; et nous avons cité l'exemple de ceux des célèbres chirurgiens, juges compétens, qui, décidant pour eux-mêmes, se sont fiés à la lithotritie. Cela ne prouve rien, a-t-on dit; et puis vous avez entendu nos adversaires déclarer tour-à-tour qu'ils se feraient broyer s'ils étaient dans des conditions favorables; et puis cela ne rien prouvé encore. Mais qu'ils répondent donc à cet autre exemple de Hallé, atteint de quelques petits calculs, qu'on eût si facilement broyés, et qui mourut des suites immédiates de la taille.

Mais nous admettons, disent-ils, la lithotritie; elle est bonne, elle est excellente dans certaines conditions. C'est déjà une large concession qui nous est faite; car, à entendre l'argumentation et de M. Sanson et de M. Velpeau, vous auriez pu penser que la taille était fort innocente en comparaison de la lithotritie. Que de reproches accumulés contre cette dernière! Il y en a un fort singulier, c'est qu'elle est difficile à pratiquer. Oui, messieurs, toute opération est difficile à qui ne l'a pas suffisamment étudiée, et nous nous plaignons précisément que des chirurgiens qui se sont presque exclusivement livrés à la taille, viennent ici se porter accusateurs et juges dans une question où ils ne sont que partie. M. Lepelletier est partisan de la taille ; il l'a pratiquée avec un rare bonheur ; et lui-même est convenu qu'il faisait mal la lithotritie : comment alors l'apprécierait-il impartialement ? Il est trop évident que M. Lepelletier ayant à opérer un calculeux, préfèrera toujours la taille, par cette grande et invincible raison qu'il sait la faire et qu'il ne sait pas faire la lithotritie.

Et cela ne s'applique pas seulement à M. Lepelletier ; la plupart des chirurgiens des hôpitaux sont dans ce cas. Si M. Velpeau ou M. Sanson était venu nous dire : j'ai essayé l'une et l'autre opération ; je les ai pratiquées impartialement l'une et l'autre, et je viens ici, fort de ma double expérience ; et je soutiens que la taille est plus souvent nécessaire que la lithotritie ; oh, ce raisonnement aurait eu quelque valeur ; mais nos adversaires font presque constamment la taille ; ils ont pratiqué peut-être deux ou trois fois la lithotritie, et une de leurs raisons c'est qu'elle est difficile ; et ils viennent avec ces élémens vous poser des chiffres, et décider, par exemple, que la taille convient dans les trois quarts des cas. Qu'en savent-ils ? où sont les faits ? où ont-ils pris leurs chiffres ? On m'a reproché, messieurs, de repousser la statistique : vous sentez bien que je ne peux accepter celle-là.

J'ai donné, moi, une proposition toute différente, et voici sur quels faits je me fonde : dan les commencemens de la lithotritie, lorsque nous en étions seulement aux perforations successives, je trouvais parmi les calculeux qui s'adressaient à moi à peu près un égal nombre de cas favorables à la lithotritie et de cas qui me semblaient exiger la taille. Depuis les grands perfectionnemens apportés à l'appareil instrumental, je broie au moins dans les deux tiers des cas ;

et je pratique de plus en plus rarement la taille, malgré le désir de mes élèves, qui voudraient me voir appliquer mon procédé de cystotomie sur le vivant ; car
je dois le faire remarquer, messieurs, et j'adresse ces
mots à M. Sanson, bien que j'aie pris une part notable
à la découverte du broiement, je ne suis pour rien
dans la découverte des méthodes de M. Jacobson et de
M. Heurteloup. Je n'ai donc nul intérêt à les préconi-
ser, et je ne suis pas tout-à-fait sans intérêt dans la
question de la taille. J'ai cherché à perfectionner les
deux opérations, adoptant le mieux là où je le voyais,
comme doit faire un homme de science et de conscience.

En conscience, messieurs, j'ai trouvé que le malade
avait le droit de réclamer de son chirurgien la lithotritie avant la taille ; que certains cas demandaient im-
périeusement la première, et qu'il fallait l'essayer encore même dans les cas douteux, et n'en venir à cette
dernière ressource de la taille, que quand il est démontré qu'il n'en reste pas d'autre. J'ai déjà essayé de
préciser les indications ; je vais poursuivre, car les chirurgiens qui fixent leur attention sur ces débats, se sou-
cient peu d'assertions vagues, ils veulent avant tout
des indications.

M. Velpeau ne fait qu'un bloc des enfans calculeux, et il les range tous du côté de la taille. Cela,
messieurs, est trop absolu ; cela n'est pas fondé en fait.
Qu'un enfant de 6 à 12 ans, atteint d'un calcul, présente un canal très étroit, très irritable, il faut le
tailler, nous sommes d'accord ; mais si cet enfant a le
canal large et dilatable, s'il supporte bien le cathétérisme, la lithotritie est évidemment préférable, l'âge
n'y fait rien, ce sont les conditions où se trouve le
malade qui doivent décider le chirurgien (1).

(1) M. Sanson lui-même dans son ouvrage (*Nouveaux élemens de pathologie medico-chirurgicale*), tome 5, page 259, en disant qu'on peut

Pour les femmes, M. Velpeau a dit avec raison que la taille est beaucoup moins grave que chez les hommes ; donc il les a en masse condamnées à être taillées, mais ajoutez donc que la lithotritie est encore ici infiniment moins grave. Le canal est plus court, plus droit, plus large ; je me suis même souvent étonné que le broiement n'ait pas été inventé, il y a long-temps, pour la femme, d'autant plus que chez nos voisins, il y a cinquante ans, on extrayait des calculs énormes par la dilatation de l'urètre ; d'autant plus que déjà pour l'homme même, dans le cas de gros calculs, Lecat avait imaginé un appareil complet de lithotritie qu'il faisait jouer à travers une boutonnière faite au périnée. La lithotritie est si simple et si facile chez la femme, que si par malheur M. Velpeau avait dans sa famille une femme atteinte de la pierre, je suis convaincu qu'il emploierait le broiement pour elle, ainsi qu'il le ferait pour lui.

Chez les adultes, l'âge n'apporte aucune contre-indication ; passons donc. Restent enfin les vieillards, et il faut bien avouer que c'est ici le côté le plus grave de la question ; mais, messieurs, la solution n'est pas pourtant si difficile : tout vieillard qui se trouve dans les conditions favorables, et je les ai déjà déterminées, doit être lithotritié ; dans les autres cas l'âge est sans doute une contre-indication de plus, et quelquefois la taille est l'unique ressource ; mais, je dois le dire, avec les perfectionnemens récens de la lithotritie, les contre-indications perdent beaucoup de leur gravité, et j'ai déjà assez de faits pour être autorisé à avancer que dans la plupart de ces cas il faut encore tenter la lithotritie, sauf à revenir à la taille si les circonstances la rendent nécessaires.

---

la mettre difficilement en usage chez les enfans âgés de moins de 7 à 6 ans, admet son emploi chez les enfans qui ont dépassé cet âge ; donc M. Sanson et M. Velpeau ne sont pas d'accord sur ce sujet.

Ici nos adversaires triomphent : ces tentatives, di-sent-ils, rendent la taille infiniment plus périlleuse ; mais je me borne à le nier purement et simplement. Je ne sais pas sur quoi ils se fondent ; j'ai fait assez fréquemment la taille après avoir essayé la lithotritie ; je n'ai pas moins bien réussi, et les faits de ce genre fourmillent(1) ; et en vérité, il est pénible d'avoir à répondre à des assertions aussi gratuites, et voilà pourquoi nous prions instamment MM. les chirurgiens des hôpitaux d'étudier, de pratiquer plus souvent une opération qu'ils veulent juger. On nous a quelquefois reproché de vouloir monopoliser la lithotritie ; mais nous nous plaignons au contraire qu'elle ne soit pas plus répandue. C'est un devoir pour tout chirurgien de suivre les progrès de son art, s'il ne veut se soumettre à une responsabilité effrayante. Pour moi, je le déclare, j'ai beaucoup fait pour la lithotritie, mais je l'abandonnerais dès demain, si l'on venait à trouver un moyen de dissoudre la pierre, quelle qu'en fût d'ailleurs la difficulté, à la seule condition qu'il offrît aux malades plus de sécurité.

M. Rochoux a la parole. (*La clôture.*)

M. Bouillard parle contre la clôture. La question est bien grave, dit l'honorable membre, et quant à moi, qui n'ai fait ni l'une ni l'autre opération, et qui me trouve cependant placé parmi les juges du camp, je déclare que je ne suis pas encore suffisamment éclairé. J'avoue toutefois que j'incline vers la lithotritie, et que si j'avais à me décider pour moi ou pour toute autre personne de ma famille, c'est la lithotritie que je préférerais. Je suis étonné qu'on nous présente la taille comme une opération si débonnaire : pourquoi donc

(1) On peut voir que les trois malades cités par M. Bancal qui ont été taillés après des tentatives de lithotritie sont tous guéris.

aurait-on inventé la lithotritie, et pourquoi l'aurait-on accueillie avec de tels transports ?

On invoque la statistique ; je pense en effet que c'est l'unique moyen de décider la question ; mais les lithotriteurs ne la refusent point, ils l'appellent de tous leurs vœux ; seulement ils disent qu'aujourd'hui nous ne possédons pas assez d'élémens. Je me propose donc de réclamer une enquête après cette discussion , mais je demande avant tout qu'elle soit continuée.

La clôture est de nouveau réclamée ; on la met aux voix. Une première épreuve est douteuse ; à la seconde la clôture est prononcée. La parole est à M. le rapporteur pour résumer la discussion (1).

M. Roux. — J'avais demandé la parole pour deux minutes.

M. le Président. — La parole est à M. Velpeau pour résumer la discussion.

M. Velpeau retrace à grands traits la marche qu'a suivie la discussion, expose les objections pour et contre, compare de nouveau les résultats des deux opérations prises en masse, et répète que la lithotritie ne mérite pas les éloges qu'on lui accorde généralement. On m'a répondu , dit-il, qu'elle avait été violemment attaquée, que toutes les portes lui avaient d'abord été fermées. Quel est le but d'un pareil langage ? Il vient, si je ne me trompe, à l'appui de mon assertion, car il tend à justifier les exagérations que je signale , et non à les nier. Mais l'excuse qu'on invoque est-elle au moins fondée ? Non, elle ne l'est point ; jamais méthode nouvelle n'a été mieux accueillie que le broiement de la pierre ; pas un chirurgien de renom ne l'a formellement repoussée. Perrey ne s'en est-il pas fait tout d'abord le soutien ? Dupuytren ne l'a-t-il pas maintes fois essayée ? L'Institut l'a chargée de récompenses ; tous les

(1) Voyez la *Gazette médicale.*

hôpitaux de Paris lui ont été ouverts : l'Hôtel-Dieu , la Charité, la Pitié, la Clinique, Saint-Antoine, Beaujon, etc., sont allés au-devant; un service a été créé tout exprès pour elle à l'hôpital Necker ; il en a été de même à Londres, et partout : c'est donc un trait d'ingratitude de sa part que de se plaindre ainsi.

Quelqu'un est venu m'objecter ensuite que Boyer, cet ennemi des innovations, s'en est déclaré le partisan. J'ai fait voir que cette assertion n'avait pas de fondement; que Boyer adoptait la lithotritie dans les mêmes limites que nous, et pas davantage; et quand même il en serait autrement, serais-je embarrassé pour opposer autorité à autorité, Dupuytren et Delpech à Boyer, parmi les morts, et Cooper, Brodie , V. Mott, etc., à quelques vivans? Mais laissons ces raisons, car elles ne sont pas des preuves (1).

M. Lisfranc s'est fait lithotritier, et il est guéri ; et pourquoi ne l'eût-il pas été, s'il se trouvait dans les conditions que j'ai indiquées? Puis, qui vous prouve que par la taille il n'eût pas été guéri , et plus promptement et plus sûrement encore? Que penseriez-vous de M. Anderlot, s'il venait vous dire demain : On voulait me lithotritier, je m'y suis refusé; on m'a taillé, et me voilà ! Prouverait-il par là que la taille vaut mieux que la lithotritie? La même remarque s'applique à M. A. Dubois et à tous les autres. D'ailleurs M. Dubois ne s'est pas prononcé sur ce point, ou plutôt il avoue dans une lettre qu'il ne serait pas étonné que la taille convînt encore au plus grand nombre des cas (2). Hallé , qui est mort

____

(1) M. Boyer n'a point posé de limites à la lithotritie comme le dit M. Velpeau. Tantôt ce chirurgien dit : Aucune méthode nouvelle n'a été mieux accueillie que le broiement de la pierre , et pas un chirurgien de renom ne l'a formellement repoussée; tantôt il cite Dupuytren, Delpech, A. Cooper, Brodie , V. Mott etc., comme adversaires de cette opération : quelle contradiction étonnante !

(2) Je m'étonne que M. Dubois, qui a été guéri de son calcul par la lithotritie , ait gardé le silence durant toutes les discussions ; c'est à elle

de la taille, eût été sauvé par la lithotritie : qu'en savez-
vous? qui vous dit que le broiement ne l'eût pas fait
mourir aussi? trouveriez-vous juste que je fusse venu
vous dire : tel qui est mort de la lithotritie eût été
sauvé par la taille (1)?

Tous les médecins se font lithotritier (2). Ceci est
encore inexact, et je l'ai prouvé ; en outre plusieurs
d'entre eux ont eu lieu de s'en repentir ; voyez plutôt
le docteur Petit de Gray, le médecin de Bazas, le docteur Provosty, M. de Vaucelles, etc. Après tout quelle
conséquence en tirer? Sommes-nous moins pusillani-
mes, moins craintifs que les autres hommes, quand il
s'agit de nous soumettre à l'action du bistouri ?

Autre raison tout aussi concluante et venant de la
même source : les calculeux fuient les chirurgiens
d'hôpitaux, parce que ceux-ci ne veulent point essayer
le broiement. M. Sanson vous a montré tout-à-l'heure
la justesse de cette accusation. J'ajouterai que, depuis
six mois, il est entré plus de quinze malades dans les
divers hôpitaux de Paris, tandis que le service de
M. Civiale est encore à son quatrième ou cinquième,
et que j'en ai opéré quatre à moi seul. Ainsi, cela n'est
pas, et j'en suis surpris, car il tombe sous le sens, et

qu'il doit sa santé. L'opinion de ce célèbre chirurgien sur cette opération
est d'autant plus importante, qu'après y avoir été lui-même soumis, il
peut la connaître mieux que tout autre, ayant assisté à toutes les séances.
Je l'ai attendue avec impatience; son silence est équivoque : il aurait dû dire
s'il est pour cette opération ou contre elle, et en général ce qu'il en pense.
C'est là ce que la vérité exige. M. Lisfranc a donné un noble exemple ; il
n'a pas craint d'émettre son opinion et de la proclamer devant cette société savante, et c'est ainsi que doivent se comporter tous les gens qui aiment la vérité et la science.

(1) Personne n'a dit que tel qui est mort de la taille eût été sauvé par
la lithotritie ; mais certainement Hallé, qui avait de petits calculs, et qui est
mort des accidens immédiats de la taille, avait tout l'espoir d'être sauvé par
la lithotritie, car les adversaires mêmes de cette opération disent qu'elle réussit dans ces cas à merveille.

(2) M. Amussat n'a point dit, tous les médecins ; il a dit, presque tous
les médecins se font lithotritier.

beaucoup de gens le savent bien, que les malades iront
plutôt au chirurgien qui leur promet de les opérer sans
douleur et sans danger, qu'à celui qui leur offre
l'opération la plus convenable sans en déguiser les inconvéniens. Je pourrais encore donner de cette anti-
pathie, si elle existait réellement, une autre raison ;
mais respect aux faiblesses humaines! Que dire de cette
allégation qui veut que la taille soit plus brillante que
la lithotritie, et que les chirurgiens la préfèrent par ce
motif? Y a-t-on bien songé? La taille plus brillante que
la lithotritie! mais n'est-ce pas au contraire cette incision, cette *trouée* comme vous l'appelez, caractère essentiel de la taille, qui rend une opération repoussante, et
qui inspire le plus d'horreur aux malades (1)? Qu'y a-t-
il de plus brillant en pareil cas qu'une méthode qui
pénètre au fond des organes par les voies naturelles,
en promettant de ne causer aucune douleur et de réduire instantanément le calcul en poussière?

A l'appui de ma première assertion, j'ai dit qu'on
avait exagéré les dangers de la taille et amoindri ceux
de la lithotritie. Aux chiffres que j'ai donnés, aux preuves que j'ai invoquées qu'a-t-on objecté? Que la question n'était pas encore mûre, qu'il n'était pas temps
d'interroger les faits (2). Si la question n'est pas mûre,
elle est donc controversable ; il y a donc doute, incertitude ; et, s'il y a doute, comment se fait-il que vous ne
vouliez pas même en permettre la comparaison, l'examen ? Il n'est pas temps? Et quand donc sera-t-il temps,

____

(1) Oui certainement elle inspire plus d'horreur aux malades, mais pour
le chirurgien les opérations sanglantes sont brillantes ; il y a plus d'éclat,
plus d'apparence, lorsqu'il débarrasse le malade de son calcul en un seul
instant.

(2) C'est bien vrai qu'il n'est pas temps d'interroger les faits sur la lithotritie actuelle par percussion et écrasement à l'aide de l'instrument à
deux branches, car nous ne possédons pas encore des relevés statistiques
sur cette opération, excepté celui de M. Heurteloup.

je vous prie? Depuis dix ans, il n'est bruit que de la lithotritie; elle a été pratiquée dans toutes les parties du monde (1) : nous en possédons près de mille observations, et il n'est pas temps d'en apprécier consciencieusement la valeur (2)? Allons donc! cette raison-là n'aura pas cours dans la science. Quelqu'un a dit que j'exagérais en faveur de la taille, et que j'avais affaibli les succès de la lithotritie. Pour prouver le fait, vous avez vu M. Lisfranc soutenir qu'il fallait d'abord ôter les enfans et les femmes du tableau de la taille, attendu qu'ici l'opération n'est pas grave. Voyez le raisonnement : on convient que la taille est préférable chez les enfans et les femmes (3); puis on ajoute, à cause de cela, qu'il ne faut pas en tenir compte. N'est-ce pas comme si je disais que dans vos rélevés sur le broiement il ne faut pas faire entrer les cas de calculs petits et friables, de vessie saine et d'organes peu iritables, par la raison qu'alors l'opération est peu dangereuse? Ai-je besoin de rappeler comment le même membre qui aime tant à poser des préceptes s'y est pris pour *compter, peser et apprécier* (4) les faits cités par MM. Begin, Heurteloup,

(1) Elle n'a point été pratiquée dans toutes les parties du monde.

(2) M. Velpeau ne fait que parler de la lithotritie ancienne et de ses résultats.

(3) Personne n'est convenu que la taille est préférable chez les femmes. M. Velpeau lui-même, dans sa *Médecine opératoire* (tome 3 page 895) parle ainsi :

« Chez les femmes la lithotritie est infiniment plus facile que chez » l'homme, et presque sans danger; leur canal étant large, extensible, » court, dépourvu de courbure, de prostate et d'orifice séminaux, se » prête admirablement bien au passage des instrumens nécessaires, et » n'exige pas une pulvérisation aussi complète du calcul. Seulement elles » ont un peu plus de peine à supporter, à retenir les injections, d'ailleurs » moins nécessaires, dans une vessie naturellement large, souple et pour » ainsi dire à portée de la vue : tellement que M. Ségalas est parvenu à » débarrasser en fort peu de séances une petite fille âgée de trois ans d'un » gros calcul, quoiqu'aucun liquide ne pût être maintenu dans la poche » urinaire. »

(4) Ai-je besoin de rappeler au lecteur de confronter les paroles de M. Velpeau avec les faits cités par M. Bancal, pour ce qui concerne la statistique de M. Heurteloup? M. Velpeau n'a rien prouvé aussi.

Bancal? M. Amussat, qui prétend que la statistique ne prouve rien, et qui n'en veut pas faire, vient pourtant d'en faire (1) devant nous, à son insu, tout-à-l'heure : car comment saurait-il qu'il ne soumettait que la moitié de ses malades à la lithotritie dans le principe, tandis que maintenant il en opère les deux tiers de cette façon, s'il n'avait pas compté? Enfin, pour mettre ces messieurs plus à l'aise, je suis allé jusqu'à leur accorder que certains tableaux de la taille me paraissaient entachés d'exagération ; que je consentais à n'en pas faire usage, à condition qu'ils laisseraient aussi de côté certains relevés de lithotritie. Au lieu de me suivre dans cette voie, qu'ont-ils fait? ils ont dit que mes résumés n'étaient d'aucune valeur, puisque j'en avouais moi-même l'inexactitude (2). Or, j'ai prouvé que toute ma statistique relativement à la taille et à la lithotritie était tellement juste, qu'il ne leur a pas été possible de l'attaquer sérieusement (3). Savez-vous en définitive à quel résultat on arrive en comptant leurs faits en masse comparés à ceux des lithotomistes? Sur un total de 1003 malades présentés à la lithotritie, 616 seulement ont été délivrés de leur pierre, 387 l'ont gardée ou sont morts, et, d'autre part, sur un total de 5873 taillés, on trouve 5149 guérisons, 724 morts. La taille a donc donné jusqu'ici des résultats plus favorables, puisque pour rendre la mortalité égale, il faudrait qu'en regard du chiffre total des individus guéris par elle il y eût

---

(1) Quand M. Amussat a-t-il dit que la statistique ne prouve rien? il a dit seulement que la statistique comparative est impossible entre deux opérations qui s'appliquent dans des cas différens.

(2) Comment les résumés cités par M. Velpeau peuvent-ils être de quelque valeur, lorsqu'il a dit lui-même qu'ils sont tous entachés d'exagération, un ou deux tout au plus exceptés?

(3) Voulez-vous savoir comme la statistique citée par M. Velpeau est juste? Lisez le résumé que j'ai fait sur les observations de M. Bancal, et la note que j'ai écrite à l'occasion de la statistique des tailles faites à la Charité et à l'Hôtel-Dieu, et citées par lui.

2713 morts (1). Accablés par ces argumens, ils s'en justifient en disant : la lithotritie est une méthode nouvelle; elle se perfectionnera. Comment, nouvelle? quand
depuis quinze ans (2) elle occupe presque tous les chirurgiens du globe, quand MM. Leroy, Heurteloup,
Amussat, lui ont fait subir chacun une douzaine de
perfectionnemens, après avoir imaginé une centaine
d'instrumens dont ils ne se servent plus? Est-ce que la
double incision de M. Dupuytren et que la taille qua-
dilatérale de M. Vidal ne sont pas aussi des perfectionnemens? Pour moi tout est perfectionnable, et si la
lithotritie ne l'était pas, il faudrait la rejeter, car la taille
finira, elle, par devenir meilleure qu'elle n'est actuellement.

Enfin étonné moi-même du langage de la statistique
générale à l'égard de la lithotritie, je me suis dit : il
n'est pas possible qu'elle soit exacte, la lithotritie n'est
pas si noire. (*On rit*). J'ai dit à ses partisans : vous auriez
un moyen de décider la question, ce serait de comparer avec soin les résultats sur une masse considérable
de calculeux, pris autant que possible dans les mêmes
conditions. Or, qui le croirait? c'est là ce qui a le plus
scandalisé nos adversaires; d'abord ils ont dit que c'é-
tait impossible; à les entendre, il y aurait de la *cruauté*,
de *l'inhumanité*, de la *barbarie* : sont-ce là des raisons,
vraiment(1)? On a dit que c'était un crime que de tailler.

(1) Voyez quelle belle comparaison! D'un côté on prend tous les calculeux
qui se sont adressés aux lithotriptistes ; de l'autre, ceux seulement qui ont
été soumis à la taille. En outre, cette statistique est la statistique de la lithotritie ancienne perforante ; et enfin M. Velpeau n'a point démontré dans
les discussions ce qu'il vient de dire ici : dans quelles sources a-t-il puisé
ces faits? quels sont les 1003 malades qui se sont présentés à la lithotritie?
où? quand? à quels chirurgiens? combien ont été soumis à la lithotritie?
combien d'entre eux sont morts? et tant d'autres questions qui restent in-
décises. Voilà comment on porte ses jugemens sur des questions si graves !
(2) La lithotritie actuelle ne date que depuis trois ans.
(3) Voyez le n° 24 du *Journal hebdomadaire*.

M. Amussat. — Je n'ai jamais prononcé les paroles que vous m'attribuez (1).

M. Velpeau. — La barbarie consiste, n'en déplaise à M. Amussat, à torturer vingt fois un malade sans être sûr de le guérir, quand l'art possède un moyen de le débarrasser à l'instant au prix de quelque danger et d'un peu plus de frayeur (2). Tout chirurgien qui taille un malade qu'on aurait pu lithotritier, assume, dit-on, sur sa tête une responsabilité effrayante (3); et en m'apostrophant en particulier, avec un air menaçant dont je lui fais grace, le même membre veut nous donner sa pratique, sa conscience, sa conviction pour règle. Je le remercie de ses conseils; mais qu'il sache que j'ai aussi une pratique, une conscience et des convictions; que j'ai beaucoup plus étudié la lithotritie que certaines gens qui en parlent sans cesse (4), que je la pratique et la pratiquerai à l'avenir comme par le passé d'après mes propres inspirations et non d'après les siennes. Ces paroles hautaines, bonnes peut-être du temps de l'empire dans les questions politiques et religieuses, où chaque parti faisait volontiers pendre l'autre, ne sont pas de saison ici : les sciences sont une république où chacun doit être libre de penser et d'agir comme il l'entend (5). Ainsi, M. Amus-

(1) Voyez le n° 240 du *Réformateur*.

(2) Ainsi, enfin M. Velpeau dit qu'on ne peut pas être sûr de guérir par la lithotritie : il nie donc tous les faits de guérison qui ont été obtenus par cette opération ; et puis il dit que la taille est un peu dangereuse et effrayante, tandis que M. Sanson assure lui-même *que la guérison d'un adulte taillé n'est pas un événement ordinaire, mais heureux.*

(3) C'est par la raison que j'ai citée dans la note précédente que le chirurgien assume sur lui une responsabilité effrayante, en taillant un malade qu'il serait facile de débarrasser de son calcul par la lithotritie, sans l'exposer à des dangers si graves.

(4) Que veulent dire ces paroles? elles ne peuvent s'adresser à M. Amussat.

(5) Les sciences sont une république où chacun doit être libre de penser et d'agir, mais ce n'est possible que dans la théorie et non dans l'application : car lorsqu'il est question de la vie ou de la mort du malade, le chirurgien n'est pas en droit de faire ce qu'il veut ; il doit choisir le procédé le plus convenable et le moins dangereux.

sat, gardez vos injonctions, je ne suis pas homme à m'y conformer : de pareilles raisons n'ont jamais éclairé aucune question, et si vous n'en avez pas d'autres, je crains fort pour votre méthode.

M. Amussat n'est jamais si content que quand il a lithotritié un malade qu'on voulait tailler : permis sans doute, mais la question n'est pas de savoir quand il est ou n'est pas content : moi je suis toujours content quand je guéris mes malades avec le plus de sûreté et le moins de danger possible (1). Son but à lui, c'est d'éviter les opérations sanglantes : cette maxime peut conduire à la clientelle et à la fortune (2), car elle flatte singulièrement le goût des malades, mais elle n'en est pas moins une des plus pernicieuses qu'on puisse émettre en chirurgie. C'était celle d'Asclépiade qui fit chasser de Rome Archagatus, à cause de ses moyens actifs; son intention à lui, Asclépiade, étant de complaire aux craintifs, même aux dépens de leur vie, afin d'amasser n'importe comment le plus de richesse possible. Celse et l'histoire ont jugé cet homme; qui voudrait lui ressembler aujourd'hui? Ceci ne peut pas être la pensée de M. Amussat ; il n'y a pas réfléchi.

(1) M. Amussat n'est jamais si content que quand il a guéri, par la lithotritie, un malade qu'on voulait tailler, précisément parce qu'il l'a exposé au moindre danger possible.

(2) M. Velpeau dit que le but de M. Amussat est d'éviter les opérations sanglantes, et que ce moyen ne sert qu'à conduire à la clientelle et à la fortune. M. Velpeau et sa compagnie poussent par trop loin le désir de bistouriser leurs malades, et, ne voulant point admettre ce moyen, et l'interprétant ainsi, ils montrent évidemment qu'ils s'opposent aux progrès de la chirurgie moderne, de même qu'on s'opposait dans les temps un peu plus reculés à débarrasser la chirurgie de l'emploi du fer brûlant, de l'huile bouillante, et de tant d'autres moyens qui compliquaient la chirurgie ancienne et la rendaient tellement effroyable, qu'elle était même pour les médecins un sujet de mépris et d'horreur, et qu'on l'abandonnait aux barbiers. Tous le savent, qu'à mesure que la chirurgie sortait du domaine de ces empiriques et qu'elle devenait une science, étant étudiée et pratiquée par des hommes dignes d'elle; tous le savent, dis-je, qu'elle se ré-

A la place des tableaux que je lui offre il nous présente sa pratique , et me dit ou me laisse entendre que

duisait de plus en plus au seul emploi des instrumens tranchans , comme moyen le plus efficace et le plus sûr, en comparaison de ceux qu'on employait précédemment ; mais on n'ignore pas non plus quelle vive opposition trouva dans les préjugés invétérés cette marche de la chirurgie vers son perfectionnement ; ai-je besoin de rapporter ici des exemples? En voici un : qu'on se rappelle seulement combien de peine on a eu pour faire adopter la ligature des artères au lieu du cautère actuel. (Voyez les œuvres d'Ambroise Paré.) Enfin , la chirurgie triompha , et l'instrument tranchant resta le seul qui fût généralement employé. Mais le temps est venu de restreindre l'emploi du bistouri, porté quelquefois jusqu'à l'abus même ; c'est là le but de la chirurgie moderne : soulager l'humanité , lui diminuer ses souffrances, atteindre le même but sans exposer aux dangers des opérations sanglantes , ce sont là les sentimens nobles et élevés qui guident M. Amussat , et je crois que chaque chirurgien est obligé de ne faire les opérations sanglantes que lorsqu'il ne le peut par d'autres moyens. Je demande à présent quels sont les sentimens qui ont guidé M. Velpeau , lorsqu'il disait que cette maxime peut conduire à la clientelle et à la fortune, qu'elle est une des plus pernicieuses qu'on puisse émettre en chirurgie , etc. etc. Je laisse ses observations sans réponse ; je dirai seulement qu'il se trompe. Est-ce pour un taxis, par exemple, ou pour une opération de la hernie qu'on est payé plus cher? D'ailleurs il me paraît que MM. Velpeau et Lepelletier ont jugé la question du taxis de la hernie sans bien connaître le procédé qu'emploie M. Amussat. Ce célèbre chirurgien réussit le plus souvent à réduire les hernies par sa méthode; il n'a recours au débridement que très rarement. Mais il faut bien prendre garde de ne pas confondre avec le taxis ordinaire son taxis gradué et forcé : il embrasse bien la tumeur de tous les côtés , et, secouru par des aides , il exerce une pression sur les côtes et sur le sommet de la hernie et la fait rentrer peu-à-peu ; mais cette rentrée est quelquefois si lente, que ce taxis est prolongé souvent pendant plusieurs heures. J'ai vu M. Amussat l'employer récemment , et je lui servis d'aide dans la réduction d'une hernie crurale du côté gauche, qui existait depuis plusieurs années chez Mme Aubry (Bercy, n° 58) et ne rentrait pas entièrement , mais permettait pourtant l'emploi d'un bandage. Le 2 août la hernie sortit et devint étranglée. Des tentatives faites à plusieurs reprises par le médecin de la malade furent sans effet ; on employa des saignées, des bains et d'autres moyens généraux, qui ne firent que soulager les souffrances de la malade. Elle resta dans cet état jusqu'au 5 août. M. Amussat, qui fut appelé ce jour-là, exécuta son taxis gradué forcé pendant plusieurs heures. La hernie, qui remplissait tout le pli de l'aine et était du volume du poignet allongé, fut réduite à celui d'une grosse noix, sa grandeur ordinaire; l'anse de l'intestin qu'on sentait très bien dans la hernie rentra , et il ne resta que le sac et peut-être une petite partie de l'épiploon. La malade était dans un état abattu, le pouls était petit et presque filiforme lorsqu'on commença le taxis ; à mesure que la rentrée de la hernie s'opérait , le pouls devenait plus plein et ses forces lui revenaient. Après que le taxis fut terminé, on mit vingt sangsues à l'aine et des cataplasmes. Vers la fin du

j'aurais dû en faire autant, que je n'ai pas assez pratiqué la lithotritie, que je ne suis pas juge compétent.
Faut-il lui répondre que cette manière n'est pas polie ?
puis, que c'est une mauvaise logique ? Les résultats de
votre propre pratique, monsieur , je les récuse, d'un
côté, parce que votre préoccupation , vous l'avez avoué,
ne vous permet pas de les apprécier à leur juste valeur ; ensuite parce que je voudrais les avoir contrôlés.
Pour ce qui me regarde, je pourrais mettre mes faits
à côté des vôtres, vanter aussi mon habileté , dire que
j'ai suivi les progrès sur ce point d'aussi près que
vous, et que j'en ai même exposé les différentes phases dans divers écrits ; mais ce serait une vanité incapable de rien prouver et que j'abandonne à qui
l'aime (1).

Vous ajoutez, comme dernière ressource, que je ne
suis pas ici sans prévention. La preuve, monsieur, s'il
vous plaît ? des préventions? et contre qui? Je n'ai, Dieu
merci, inventé ni la taille ni la lithotritie , quoique je
pusse, à la rigueur, réclamer l'invention d'un des instrumens qui font actuellement le plus de bruit à l'occasion
du broiement de la pierre (2). Est-ce contre M. Leroy,
un de mes meilleurs amis; contre M. Heurteloup, mon

taxis même, des vents sortaient par le rectum. Lelendemain (6 août) l'état
de la malade était satisfaisant elle avait une éruption urticaire sur tout le
corps; l'aine fut un peu tuméfiée et douloureuse, encore vingt sangsues et cataplasmes ; mais le ventre n'est pas dur et elle se sent bien. Le 7 août l'é-
ruption est passée, l'aine se détuméfiait , la malade allait à la selle , et de
jour en jour elle se sentait mieux ; elle se porte bien à présent.

Je conviendrai certainement que l'opérateur a moins de peine à faire
un débridement de la hernie , qu'à travailler à sa réduction *pendant plusieurs heures*. Mais lorsqu'il s'agit de la vie du malade, faut-il envisager
cela pour quelque chose ?

(1) M. Amussat n'a jamais dit que sa préoccupation ne lui permet point
d'apprécier les faits à leur juste valeur ; d'ailleurs il a eu bien raison de ne
pas citer sa statistique, car M. Velpeau ne l'aurait point acceptée.

(2) Il est impossible d'émettre publiquement une prétention plus ridi-
cule ! Et M. Velpeau est autant l'inventeur de l'instrument percuteur, qu'il
a été l'inventeur de la torsion des artères !...

ancien condisciple; contre M. Amussat,qui récemment, dans une circonstance grave, m'a donné une preuve éclatante d'attachement; contre M. Civiale, avec lequel je n'ai jamais eu que des rapports agréables? Si j'avais au moins pris parti dans le principe pour l'une ou pour l'autre méthode : mais non, dans mes leçons, dans ma pratique, dans ce que j'ai écrit, on m'a toujours vu traiter la taille et la lithotritie comme deux sœurs ; je suis donc indépendant; c'est donc ailleurs que doivent se trouver les préventions.

Voyons enfin en quoi il serait si cruel d'examiner comparativement la taille et la lithotritie d'une manière absolue. Où est le danger de la taille? dans la plaie? Et que peut produire cette plaie? elle peut produire, 1° une hémorrhagie qui est rarement très grave ; 2° une lésion du rectum qui est rare et de peu d'importance ; 3° une perforation de la vessie plus rare encore; 4° des accidens nerveux aussi très rares ; 5° une cystite souvent mortelle ; 6° une perytonite, une phlébite, des infiltrations qui ne sont guère moins redoutables ; puis, 7° des fistules, l'incontinence, l'impuissance, qui forment de simples infirmités dont on guérit le plus ordinairement; enfin quelques fragmens peuvent rester dans la vessie. En voilà bien assez sans doute ; mais attendez, le broiement ne manque pas d'épines ; ses dangers à lui tiennent à la nécessité de tenir dans l'urètre des instrumens gros et droits. On va me répondre peut-être que maintenant ils sont courbes; là-dessus on se trompe fortement. La courbure qu'ils offrent au bout en rend l'introduction plus facile, mais la portion qui doit rester dans l'urètre est absolument droite ; de là, une pression, des tiraillemens sur la prostate, sur la portion membraneuse du canal et sous la symphise du pubis; de là des accidens nerveux, un accablement, des angoisses parfois mortelles, des contusions, des éraillemens, des infiltrations, des abcès de l'urètre, de la prostate, des bourses et du périnée ; de là, des douleurs souvent inouies, assez fortes pour que M. Amussat donne par inadvertance comme légères celles qu'un de ses malades comparait naïvement aux douleurs de l'extraction d'une dent, les plus effrayantes peut-être qu'on puisse supporter (1).

M. Amussat. — C'est le malade qui a fait cette comparaison (2).

M. Velpeau. — A M. Lisfranc, qui dit que le passage des urines par la plaie de la taille est aussi douloureux que la lithotritie, je pourrais répondre, en l'imitant : On voit bien que vous n'avez jamais été taillé, vous sauriez que ces souffrances qui vous faisaient jeter les hauts cris à vous-même, aux approches de chaque séance de broiement, ne se retrouvent plus le lendemain de la lithotomie ; qu'alors les malades ne se plaignent tout au plus que de simples cuissons ; mais ce n'est pas tout : de violens accès de fièvre, des urétrites, des orchites, des inflammations articulaires fort dangereuses, la phlébite, l'hémorrhagie, la perforation de la vessie, du rectum, les fistules, sont aussi la suite de cette instrumentation, sans compter que la cystite, l'inflammation des urétères et des reins sont plus communes, sans être moins graves, après la lithotritie qu'après la taille. Ajoutons encore les rétentions d'urine, la péritonite, les instrumens brisés ou qu'on ne peut retirer, les douleurs et les accidens que causent les fragmens qui s'arrêtent trop souvent dans l'urètre, et nous aurons l'idée du peu de danger de la lithotritie, cette opération si bénigne et si débonnaire (3) !

(1) Voyez le *Journal hebdomadaire.*
(2) Voyez le *Réformateur.*
(3) Chacun verra de ce récit que M. Velpeau a exagéré les dangers de la lithotritie et diminué ceux de la taille.

Je n'invente pas, messieurs, tout ceci c'est de la clinique; je l'ai vu, beaucoup d'autres l'ont vu comme moi : on le trouve dans la pratique des plus habiles. Si du moins on guérissait avec certitude, mais non : vous n'êtes presque jamais sûrs qu'il n'est rien resté dans la vessie. Ceux qui savent combien il est arrivé de fois de ne pas sentir de gros calculs, comprendront avec quelle facilité un fragment de quelques linges doit échapper aux recherches les plus attentives. Pour soutenir le contraire, il faut que M. Lisfranc oublie lui-même qu'il a porté son calcul 18 mois sans pouvoir en faire constater l'existence. A l'appui de ce que dit la raison, s'il fallait des faits, on n'apercevrait que l'embarras du choix : et M. de Zach et M. Erard, et M. Gentyl, et M. Guitton, et le jeune Lambert, et vingt-autres; et cette homme qu'on avait guéri par le broiement deux mois auparavant, et qui vint à l'hôpital Saint-Louis avec 20 onces de calculs dans sa vessie! et ceux dont parlent les journaux de Londres en demandant si un opérateur gagne honnêtement deux cents livres sterling en mettant quatre pierres au lieu d'une dans la vessie d'un malade. Ce qui abuse le public, c'est que les accidens de la taille sont presque immédiats, assez rapprochés du moins de l'opération pour qu'on ne puisse pas les en séparer; tandis que ceux de la lithotritie peuvent n'arriver que par degrés et à une époque assez éloignée pour que l'opérateur et le malade les croient étrangers à la médication. Témoin ce M. d'Auxi, *dont les oreilles étaient si agréablement frappées par les coups répétés en cadence sur le percuteur,* pendant chaque séance, et qui n'en est pas moins mort avant d'être complètement délivré de la pierre (1). Ce

(1) Ce que M. Velpeau a dit de M. d'Auxi, malgré la dénégation de M. Amussat, n'est point conforme à la vérité; ce malade a été entièrement guéri de la pierre; et je citerai son observation, qu'on peut consulter à la fin de cet ouvrage.

qui trompe enfin, c'est que par la taille on guérit ou on meurt, tandis que par la lithotritie on peut ne pas mourir et ne pas guérir ; c'est que la lithotritie laisse dans l'organisme un trouble ou des germes de maladie qui s'aggravent avec le temps, et de manière à ce que le plus souvent on puisse, sans y mettre de mauvaise foi, les rapporter à une tout autre cause.

De semblables malheurs tiennent, dit-on, aux difficultés de l'opération, à la maladresse des opérateurs ; non pas, j'ose l'affirmer, car je les vois naître et en assez forte proportion sous la main des plus exercés. Quant aux difficultés de la lithotritie, si elles étaient aussi grandes que M. Amussat se plaît à le dire, ce serait encore une raison contre elle ; si M. Heurteloup, qui avance que le broiement ne sera jamais une opération vulgaire et banale, qu'elle sera toujours le partage d'un petit nombre d'hommes qui s'en seront spécialement occupés, qu'il y aura des lithotritistes comme il y a des lithotomistes, n'était pas dans l'erreur aussi, je ne crains pas de le proclamer ici, ce serait une opération à proscrire ; à ce titre, vous n'auriez jamais de lithotriteurs exercés dans les campagnes, ou même dans les villes de province, et le mal que causeraient ces indignes ferait plus que contrebalancer les succès de la pratique des plus habiles. Les opérations que le plus grand nombre des chirurgiens ne peut pas faire, ne doivent être généralisées que s'il n'en existe pas de plus faciles, sans être beaucoup plus dangereuses (1).

Croit-on maintenant qu'il y ait de la cruauté à vouloir soumettre comparativement la taille et la lithotritie aux mêmes essais ?

(1) Je crois que la taille n'est pas si généralisée qu'on le dit ; et je ne doute point que la lithotritie, avec le temps, ne soit plus généralisée que ne l'est à présent la taille.

En faisant la part du broiement dans mon rapport, j'ai dit qu'il ne devait être accepté qu'à titre de méthode exceptionnelle. Voyons si la discussion est de nature à me faire changer d'opinion. D'abord on accorde que pour les femmes et les enfans la taille vaut mieux (1). Il en est de même pour les calculs qui dépassent le volume d'une grosse noix. M. Amussat, pense que, hors de là, se trouvent plus des deux tiers des malades ; c'est en comptant que nous pouvons en avoir la preuve. Tous les relevés que j'ai consultés montrent que les enfans fournissent un tiers des calculeux ; M. Civiale ne le conteste pas : Les femmes en donnent quatre sur cent. J'ai trouvé qu'un quart des pierres retirées de la vessie dépassaient dix à quinze lignes de diamètre (2) : or prenons 1000 ; ôtons-en 333 enfans, 40 femmes, 250 calculeux avec de grosses pierres ; il restera 377 de ce dernier nombre. Il faut encore détruire les calculs muraux, ceux qui sont en très grand nombre, ou qui sont enkistés, enchatonnés, adhérens, partiellement engagés dans l'urètre ou dans l'urétère ; ceux qui sont accompagnés d'une maladie de la prostate, de la vessie, de l'urètre, ou que portent des individus trop irritables : est-ce trop d'en prendre sur cette quantité 150, qui, ajoutés aux autres, feraient plus de 750 que la taille devrait garder, d'où 74 pour la lithotritie (3)? Croyez-vous que les chirurgiens anglais dont on invoque avec tant de confiance les certificats, soient plus généreux à ce sujet que moi? Écoutez-les : M. Brodie dit un cinquième, M. Liston un sixième tout au plus, M. Key encore moins : ai-je donc tort, d'après cela, d'appeler la lithotritie une

(1) On n'a point accordé que la taille fût meilleure pour les femmes, ni que la lithotritie ne convînt à tous les enfans.

(2) La lithotritie débarrasse certainement les malades des calculs plus gros que dix ou quinze lignes. Tous le savent.

(3) D'après mes notes précédentes, on peut voir que ce calcul de M. Velpeau n'est pas entièrement juste.

méthode exceptionnelle? On me répond qu'avertis de bonne heure, les malades ne porteront plus à l'avenir que de petits calculs ; mais il en est de cette assertion comme de la mienne, quand je dis que là-dessus la postérité portera un jugement plus sévère que le mien. Attendons, et nous verrons (1).

Mon rapport dit que dans dix ans j'aurais pu faire adopter pleinement les opinions qu'il renferme : croit-on avoir détruit ma prédiction en la traitant de vaniteuse, en me reprochant de venir comme un homme supérieur dire à mes confrères qu'ils sont dans l'illusion? Je vais plus loin aujourd'hui, car en mettant des sentimens, des convictions, des raisons de conscience, à la place d'argumens véritables, ces messieurs ont fait ressortir une pénurie d'objections à laquelle je ne m'attendais pas, et bien des personnes étonnées de ma première assertion se sont rangées depuis à mon avis (2).

La discussion a d'ailleurs montré si j'avais raison de dire qu'il y avait quelque courage à proclamer en ce moment de pareils principes. Quoique j'aie mis une extrême réserve dans mes attaques, les insinuations désobligeantes ne m'ont point été épargnées ; mais je connais les hommes, et je m'y attendais. Ces expressions, de *vieux chirurgiens encroûtés de préjugés*, de *méthodes en dehors du progrès*, *un chirurgien doit suivre le progrès*, échappées à M. Amussat, croit-on que je n'en ai pas compris le but? Si je ne les ai point relevées, c'est qu'elles m'en ont paru indignes, et que d'ailleurs elles ne manqueront pas de retomber sur qui de droit. Moi en dehors du progrès scientifique! L'accusation m'a

____

(1) C'est se jouer de l'Académie, que de faire des suppositions pour les combattre.

(2) L'Académie ne s'est point rangée à l'avis de M. Velpeau, car elle est passée à l'ordre du jour. De qui parle-t-il donc? des auditeurs? J'en connais beaucoup qui ne sont pas du tout de l'avis de M. Velpeau.

semblé plaisante, surtout venant de M. Amussat, et le *perpendendæ* et *le vir probus* de M. Lisfranc, au moment où il faisait dire aux faits toute autre chose que ce qui s'y trouve, pensez-vous, messieurs, qu'il m'eût été difficile de les renvoyer à leur adresse? Mais non, je savais à quoi l'on s'expose en venant dire aux hommes: vous êtes dans l'erreur (1). Quand je vins non pas dire mais démontrer en 1823, 1824, 1825, 1826, 1827, etc., que les fluides sont souvent altérés dans les maladies, que l'inflammation n'expliquait pas tout en pathologie, que beaucoup de phlegmasies trouvent leurs meilleurs remèdes dans la compression, les substances irritantes, les caustiques même, je fus en butte aux mêmes insinuations et à bien d'autres; je n'en fus ni surpris ni intimidé. Maintenant ces opinions, qu'on appelait des paradoxes, ne sont-elles pas autant de vérités démontrées? Ce que j'ai fait alors, je le fais aujourd'hui pour la lithotritie, sans m'inquiéter de ce que pourront faire ou dire ceux qu'une conduite aussi loyale paraît blesser. *Fais ce que dois, advienne que pourra*, telle est ma devise.

J'ai vu naître la lithotritie; à sa naissance, il n'était pas temps de l'attaquer; je l'ai protégée autant qu'il était en moi; j'en ai suivi les progrès et les écarts; j'ai concouru à la répandre par mon livre de médecine opératoire, et maintenant qu'elle me paraît assez forte pour vivre en société, je veux la dégager de ses exagérations;

(1) M. Velpeau n'a point prouvé que M. Lisfranc faisait dire aux faits toute autre chose que ce qui s'y trouve; mais pour ce qui concerne les insinuations désobligeantes que M. Velpeau dit avoir reçues de la part de M. Amussat, chacun pourra voir que pendant toute la discussion ce chirurgien s'est abstenu des expressions désobligeantes. Chacun pourra voir aussi le contraire dans les paroles de M. Velpeau, dans ses perfides insinuations, ainsi que dans tant d'autres expressions dont son dernier discours est rempli. Je ne veux point les citer; je m'étonne seulement que M. Velpeau ait voulu s'en servir. C'est un signe pour moi qu'il manquait de meilleures preuves. C'est indigne des discussions académiques.

je me dis : la lithotritie, qui en soi est une bonne chose, a été traitée jusqu'ici en enfant gâté ; ses protecteurs en cachent tous les défauts et en montrent avec trop d'ostentation les qualités ; si on la laisse faire, elle ira d'abus en abus, et soutenue quand même par une sorte de népotisme, elle se perdra, parce que le népotisme ne vaut pas mieux pour les méthodes opératoires que pour les individus ; le langage qu'elle affecte déjà menace de la jeter aux mains *des industriels*, *des exploitateurs* de la profession et de la société. Or, l'humanité en souffrirait ; le meilleur moyen de la tirer de là, c'est de la sortir du sein de sa famille et de la faire entrer dans le giron de la chirurgie générale ; là, on pourra voir au grand jour ce qu'elle a de bon et ce qu'elle a de mauvais ; arrivée là, il sera permis de l'apprécier à sa juste valeur ; je me suis dit enfin : c'est là qu'est la véritable science, que doivent se débattre les intérêts des malades. C'est sur ce terrain que j'appellerai ensuite mes contemporains, mes condisciples ; j'y appellerai surtout cette génération plus jeune qui nous pousse ici de toutes parts, impatiente qu'elle est déjà de se faire place. Je leur crierai : avancez tous ! le champ est large, il y a place pour tout le monde. D'ailleurs, m'y suivra qui voudra ; pour moi, c'est le chemin de la vérité, c'est la voie du progrès, rien ne pourra m'en faire dévier ; et en agissant ainsi, j'ai la conviction d'être plus utile à la lithotritie que ceux qui la défendent avec tant d'ardeur (1).

(1) En attaquant la lithotritie ; en faisant des statistiques comparatives, injustes ; en présentant des relevés statistiques de la lithotritie ancienne pour juger d'après elles la lithotritie actuelle ; en confondant tout ensemble ; en plaisantant sur les instrumens ; en promettant que la lithotritie dans dix ans perdra beaucoup de sa valeur ; en augmentant les dangers de la lithotritie et diminuant ceux de la taille, c'est ainsi que M. Velpeau est plus utile à la lithotritie et veut qu'elle soit plus étudiée ! c'est par de pareils moyens qu'il veut faire suivre son chemin de vérité ! Mais quoi qu'il fasse pour dénaturer le sens de son rapport, il restera comme tous les documens

Ce résumé improvisé avec une prodigieuse facilité de mémoire et d'élocution a tenu constamment l'assemblée attentive, bien qu'il ait duré plus de trois quarts d'heures (1).

M. Amussat, pour deux faits personnels. Le premier de ces deux faits, cité par M. Velpeau, et relatif à un malade présenté comme guéri et mort après six séances, est un mensonge. M. Delcroix en a publié l'observation dans la Gazette des hôpitaux : ce malade n'est mort qu'un an après. Il est vrai de dire que les malades ne souffrent pas quand on percute. Le second fait est relatif au mot criminel que m'attribue M. Velpeau : j'ai dit cruel (2).

On demande la lecture des conclusions. M. Lisfranc fait une motion d'ordre : il faut qu'il soit bien entendu qu'en votant les conclusions, l'Académie n'entend point adopter les opinions émises dans le rapport.

M. Oudet fait remarquer que les opinions émises dans un rapport n'engagent point l'Académie, et que celle-ci n'adopte que les conclusions.

M. Velpeau déclare qu'il n'entend nullement engager l'Académie ; il désire même qu'on ne vote que sur les conclusions ; l'Académie ne peut aller aux voix sur les opinions personnelles d'un de ses membres, surtout quand celui-ci ne le demande pas ; il relit ensuite ses conclusions qui, renfermant quelques mots relatifs à ses opinions sur la lithotritie, excitent de vives réclamations.

dans lesquels, à d'autres époques, on a fait des efforts impuissans pour arrêter le développement et entraver la marche des innovations les plus utiles à l'humanité.

(1) Voyez le *Journal hebdomadaire*, n° 21.

(2) Voyez le *Réformateur* et la *Lancette*. Le Rapport et les discussions ne font point mention de ce passage. Dans ce livre on a omis et changé autant qu'il était possible tout ce qui pouvait être en faveur de la lithotritie, et on a augmenté et composé même lorsqu'on avait besoin de dire quelque chose pour la taille.

M. LE PRÉSIDENT. — M. Gimelle me fait passer un amendement propre à tout concilier (attention) : il propose que les partisans de l'une et de l'autre méthode s'appellent mutuellement dans leur pratique, et.... (Rires et interruption.)

M. SANSON. — Qu'on vote d'abord sur les conclusions, après quoi, si quelque membre veut proposer l'impression du rapport, il en est bien le maître, et l'Académie aura à décider.

Les conclusions sont mises aux voix et adoptées. Immédiatement après M. le président se lève et déclare *que la séance est levée*. Plusieurs membres réclament ; M. Émery demande le renvoi du rapport au comité de publication, tout le monde est levé ; les exclamations, les réclamations se croisent ; la proposition de M. Emery est mise aux voix au milieu du tumulte et adoptée.

M. Lisfranc réclame vivement, et demande que le vote soit renvoyé à la prochaine séance. L'Académie sera en nombre, et on aura du moins sa véritable opinion.

M. SANSON. C'est voté.

Il est cinq heures et demie ; l'Académie se sépare au milieu de la plus vive agitation (1).

Séance du 9 juin 1855.

Le procès-verbal de la dernière séance, dans laquelle s'est terminée la discussion sur la lithotritie, est écouté avec une grande attention : il n'y est fait aucune mention du vote qui a suivi la proposition de M. Emery.

(1) Voir la *Gazette médicale.*

M. Velpeau réclame contre cette omission. La proposition a été faite et appuyée, M. le président l'a mise aux voix et l'a déclarée adoptée; il y a chose jugée, et le résultat doit être inscrit au procès-verbal.

M. Lisfranc: — La séance avait été déclarée levée quand on a voté, toute décision prise après est sans valeur, et je demande, s'il en est besoin, que l'on aille aux voix de nouveau sur la proposition de M. Emery. (Appuyé.)

M. le Président fait observer qu'il faut avant tout approuver le procès-verbal. Le procès-verbal, mis aux voix, est adopté sans réclamation. M. Velpeau lui-même ne vote pas contre, ce qui excite une surprise marquée sur plusieurs bancs.

Après la lecture de la correspondance, M. Maingault demande la parole pour une proposition.

M. Maingault. — La discusion qui a occupé quatre de nos séances est actuellement hors de ligne. Par l'importance des considérations qui ont été présentées, par la manière dont elle a été conduite, par l'intérêt qu'y ont attaché tous les médecins, il me paraît convenable et utile d'en rédiger un compte-rendu, qui pourrait être extrait du procès-verbal, et inséré dans les fascicules de l'Académie. (Interruption.)

M. Louis. — Je pense, comme M. Maingault, que cette discusion est une des plus importantes qui aient eu lieu au sein de l'Académie, et qu'il conviendrait d'en faire mention dans les fascicules. Mais, avant tout, il faut imprimer le rapport très remarquable qui y a donné lieu, et je propose de le renvoyer au comité de publication. (Vives rumeurs en divers sens ; quelques voix appuient la proposition ; M. Maingault déclare y réunir la sienne.)

M. Lisfranc. — La publication de ces débats serait tout-à-fait inutile, tout le monde a pu les lire dans les journaux scientifiques, et même dans un journal politique où ils ont été reproduits avec la plus grande exactitude et avec toute l'étendue nécessaire ; et il n'est pas dans les habitudes de l'Académie de publier des travaux déjà imprimés.

M. J. Cloquet. — Les journaux passent ; si cependant la proposition de M. Maingault était admise, je demanderais que l'on consultât les journaux plutôt que le procès-verbal, qui n'a pu donner une analyse aussi détaillée.

M. Maingault s'étonne que M. Lisfranc, qui a pris lui-même à la discussion une part si brillante, se prononce contre la publication dans les fascicules de l'Académie. Les journaux sont sans caractère officiel, et on ne pourrait par cette raison admettre leur rédaction ; le procès-verbal seul fait foi pour l'Académie ; mais, dans tous les cas, on renverrait le travail à faire à une commission ; et certes, il y a beaucoup de mémoires publiés par l'Académie qui offrent infiniment moins d'intérêt.

M. Amussat. — J'approuve pour ma part la proposition de M. Maingault ; elle rentre parfaitement dans une autre motion que j'ai déjà faite, et qui serait que l'Académie s'occupât chaque année d'une ou de plusieurs questions capitales en médecine, en chirurgie et en pharmacie, et les éclairât par des discussions générales. Pour remplir la proposition de M. Maingault, ni le procès-verbal, ni les journaux ne peuvent suffire, car ils analysent et ne rendent pas tout ce qui se dit. (*On rit.*) Je voudrais donc que l'Académie eût un sténographe. (*Rire général et interruption.*)

M. Olivier d'Angers appuie vivement la proposition de M. Louis.

M. Itard. — Si l'Académie se décidait à mettre aux voix l'impression du rapport, je demanderais avant tout qu'on en fît une nouvelle lecture. (*Non ! non !*) Messieurs, ce rapport est une critique très vigoureuse de la lithotrie ; l'admettre dans vos mémoires, c'est en approuver les opinions. (*Non ! non !*)

M. Roux. — Je m'oppose à la proposition de M. Maingault, d'une part, parce qu'il est évident, d'après ce que vient de dire M. Amussat lui-même, que nous ne sommes pas en mesure d'avoir un compte-rendu exact; car, malgré la chaleur de la discussion et sa vivacité, elle a été mal rendue par les procès-verbaux et les journaux; et ensuite parce que cette discussion ne nous a absolument rien appris : chacun est resté avec ses idées et sa manière de voir (*oh ! oh !*); non, messieurs, absolument rien; du moins je déclare que je n'y ai rien appris pour ma part. Il en résulte seulement que les lithotriteurs n'ont point voulu donner la statistique qui leur avait été demandée, et d'après laquelle on aurait pu apprécier comparativement la lithotritie. Je regrette vivement que l'Académie ait perdu tant de séances à une discussion aussi stérile et pour arriver à des résultats aussi nuls. Je repousse donc toute publication à ce sujet, et je demande l'ordre du jour (1).

(1) Vraiment il serait à désirer que l'Académie eût un sténographe pour des discussions de si haute importance; j'en ai senti la nécessité, car de grandes difficultés se sont présentées dans l'exécution de mon pénible travail ; ce n'est qu'en confrontant les journaux avec les procès-verbaux que je suis parvenu à rassembler ces discussions avec le plus d'exactitude possible. M. Roux dit lui-même que les procès-verbaux et les journaux ont mal rendu ces discussions ; il me fallait donc prendre partout ce que je trouvais seulement de conforme à la vérité et bien rendu, car m'étant trouvé à toutes les discussions, je les avais toutes présentes dans mon esprit ; mais si j'avais su que l'Académie ne déciderait point l'impression et que j'entreprendrais ce travail, j'aurais chargé moi-même un sténographe de recueillir ce qui a été dit dans ces discussions; elles auraient été alors bien plus complètes, quoique j'aie fait tous mes efforts pour recueillir tout ce qui a été imprimé sur ce sujet.

M. Roux dit que les lithotriteurs n'ont pas voulu donner leur statistique; ils ont bien fait, car M. Velpeau aurait eu seulement le plaisir de dire : Je n'y crois point. A quoi auraient-elles servi? Mais la discussion n'était

M. Velpeau. — Je suis surpris d'une déclaration aussi inattendue, et je regrette vivement à mon tour que la discussion n'ait rien appris à M. Roux; mais je suis convaincu que d'autres ont pu y gagner davantage. (Un grand nombre de voix : oui! oui!) Cette objection n'en est donc pas une ; et quant à la difficulté de rédiger un compte-rendu exact, je ne saurais l'apercevoir. Outre votre procès-verbal, plusieurs journaux ont publié ces débats; il en est un surtout qui, soit parce que l'étendue de ses colonnes le lui permettait mieux, soit parce qu'il attachait à cette discussion une plus grande importance, en a reproduit tous les détails avec une telle exactitude qu'on pourrait à peine y noter de légères omissions. En le confrontant avec le procès-verbal, vous arriveriez à un tableau très complet de ces quatre séances, et je pense qu'il y aurait eu une utilité réelle d'en insérer un pareil tableau dans l'un des fascicules de l'Académie. Je suis convaincu que beaucoup d'opinions se sont modifiées par cette discussion, et pour moi, je déclare que j'en suis sorti tout autre que je n'y étais entré.

M. Adelon. Je rejette la proposition de M. Maingault, seulement parce qu'elle est inutile. Il y a dans les fascicules de l'Académie une partie qui est consacrée tout entière à son histoire : c'est là que cette discussion trouvera naturellement sa place, et c'est le devoir de M. le secrétaire perpétuel de l'y insérer avec les détails nécessaires. Il y a une seconde proposition relative au rapport lui-même : si ce rapport ne faisait que l'historique de la lithotritie, s'il ne tranchait pas une question qui demeure encore incertaine, même pour l'Académie

point, je crois, aussi stérile; comme le pense M. Roux, la question est éclaircie sous beaucoup de rapports, et elle a été d'une grande utilité, car chacun pourra y voir ce qu'il en est de la taille et ce qu'il en est de la lithotritie. M. Velpeau lui-même a dit qu'il était sorti de ces discussions tout autre qu'il n'y était entré.

j'appuierais son renvoi au comité de publication ; mais il exprime des opinions trop absolues, et je pense, qu'avant de les admettre, il y a avantage à attendre de nouveaux faits ; je réclame donc l'ordre du jour. (*Appuyé !*)

M. Louis. — Mais il est inexact de dire qu'en insérant le rapport l'Académie en adopte les opinions. L'Académie ne s'engage nullement ; M. Velpeau a déclaré qu'il gardait lui-même sa responsabilité, et si vous rejetiez un rapport qui a donné lieu à une discussion aussi importante, ce serait laisser perdre un des plus beaux souvenirs de l'Académie.

M. Emery. — Je soutiens d'autant plus volontiers la proposition de M. Louis, que c'est la mienne, et bien plus, qu'elle a déjà été adoptée. (*Non! non!*) Elle a été adoptée à la fin de la séance, il est vrai, et par un petit nombre de membres ; mais le réglement dit qu'après une discussion, quel que soit le nombre des membres demeurés présens, on peut voter, et la décision est valable. (*La séance était levée.*)

M. Adelon. — Je ne veux que rectifier un fait ; pour qu'un vote soit valable, il faut qu'il y ait en séance la moitié plus un des membres qui ont signé la feuille de présence.

M. Nacquart. — Je déclare d'abord que la séance était levée, et que l'Académie ne pourrait, sans déroger aux habitudes *parlementaires...* (on rit), j'ai voulu dire *académiques*, accepter une décision prise après la séance. Maintenant si l'on donne l'historique de la discusion, comme l'a admis M. Adelon, il est évident que le rapport est nécessaire pour la rendre complète ; de même que le rapport ne saurait être imprimé indépendamment de la discussion ; ce sont deux choses qui ont entre elles une corrélation intime. Je demande donc qu'elles ne soient point séparées et qu'on les publie ensemble.

M. Lisfranc. — Il y a dans le rapport deux choses distinctes : les conclusions qui ont trait au travail de M. Leroy, et qui ont été adoptées par l'Académie, et le corps du rapport, renfermant les opinions particulières de M. Velpeau, auxquelles M. Sanson a déclaré se rallier ; ce sont ces opinions que nous avons combattues, et si l'Académie vote l'impression du rapport, le public pensera certainement que l'Académie a adopté les opinions qu'il renferme. Or, je crois ces opinions irrationnelles et dangereuses ; voilà pourquoi je repousse l'impression, et pourquoi je demande, avant qu'on aille aux voix, qu'il en soit donné une nouvelle lecture à l'Académie.

M. Rochoux. — Ce qu'a dit M. Adelon est très sage ; le rapport est évidemment un procès fait à la lithotritie, et l'Académie ne saurait prendre couleur dans ce combat. Si donc on imprime le rapport, je demande qu'il y soit joint une note fort explicite et qui déclare que l'Académie n'en adopte point les opinions.

M. Velpeau. — Je suis vraiment étonné qu'on attache à cette question tant d'importance. J'ai déclaré que mes opinions étaient miennes ; que j'en répondais : je le déclare encore ; cela ne répond-il pas à tout ? Que mon rapport soit imprimé ou ne le soit pas, cela n'est que d'un intérêt fort secondaire ; cependant je ne puis laisser dire qu'il tranche la question d'une manière absolue. Je ne tranche rien, il exprime seulement cette idée, que l'on a exagéré les avantages de la lithotritie, et voilà tout. (Aux voix !)

Les cris *aux voix !* deviennent plus multipliés ; de tous les bancs à la fois on entend réclamer en faveur des diverses propositions émises ; le bruit de la sonnette du président s'y mêle sans pouvoir vaincre le tumulte. Enfin, l'ordre du jour paraissant vivement réclamé, M. le président annonce qu'il va mettre aux voix l'ordre du jour, ce qui excite de non moins vives réclamations.

M. Velpeau demande la parole contre l'ordre du jour. La question, dit-il, me paraissait d'abord fort indifférente en elle-même ; mais puisqu'elle a soulevé une telle discussion, et qu'on y attache tant d'importance, je commence moi-même à y prendre quelque intérêt. (Rire général.) Oui, messieurs, j'avoue que tant d'opposition m'est pénible, et je puis d'autant moins la comprendre, que l'on a déjà inséré dans les fascicules une foule de rapports, renfermant des opinions au moins très contestables, et que certainement l'Académie n'adoptait pas.

L'ordre du jour est de nouveau réclamé de toutes parts. Quel est l'ordre du jour? quelle est la position de la question? Désordre complet.

L'ordre du jour est le rapport de M. Ferrus, et si on l'écarte, la proposition de M. Louis.

L'ordre du jour est mis aux voix ; après l'épreuve, un grand nombre de membres réclament : les uns n'ont pas compris ce qu'on votait, les autres se plaignent que le bureau n'ait pas compté les votes.

M. Adelon, prenant la parole, demande à fixer l'état de la question. Il y a deux propositions, celle de M. Maingault d'abord, qui a proposé un résumé spécial auquel on a opposé, et contre lequel, il propose, lui, l'historique général; puis celle de M. Louis, qui a demandé le renvoi du rapport au comité de publication : l'ordre du jour est demandé pour toutes deux, c'est l'ordre du jour qui doit être mis pour chacune aux voix. (Très bien !)

L'ordre du jour est mis aux voix sur la motion de M. Maingnault, et adopté à une assez grande majorité. Puis, à l'occasion de celle de M. Louis, le tumulte recommence. M. Lisfranc, M. Velpeau, M. Roux, parlent presque à la fois.

M. le président, après avoir fait de vains efforts pour ramener le silence, ôte la parole à tous les orateurs. Enfin il met l'ordre du jour aux voix, et après avoir compté, il annonce que vingt-cinq mains se sont levées pour.

M. Double réclame et déclare en avoir compté trente-et-une.

M. le Secrétaire-perpétuel. J'en ai compté trente-et-une en effet.

A la contre-épreuve vingt-neuf mains se sont levées pour l'impression. L'ordre du jour est adopté.

Ainsi, ni le résumé de la discussion, ni le rapport de M. Velpeau ne paraîtront dans les fascicules de l'Académie (1).

LETTRES

DE MM. DELMAS, CIVIALE, VELPEAU ET ROCHOUX.

LETTRE DE M. DELMAS,
Insérée dans le n° 22 de la *Gazette médicale*.

Monsieur et très honoré confrère,

Dans le n° du 2 mai 1835 de votre intéressant journal, j'ai lu l'analyse d'un rapport fait à l'Académie de Médecine par M. Velpeau, sur un mémoire de

------

(1) Voyez pour cette séance le procès-verbal, le n° 24 de la *Gazette médicale*, le n° 70 de la *Lancette française*, et le n° 245 du *Réformateur*.

M. Leroy, relatif à la lithotritie chez les enfans en bas âge. J'ai vu avec plaisir les observations judicieuses faites par M. le rapporteur, et j'ai approuvé le vœu qu'il exprimait, qu'il fût établi des tableaux statistiques bien exacts sur les succès ou les insuccès des diverses méthodes opératoires de la pierre. Si ces tableaux pouvaient être faits (ce qui serait à désirer dans l'intérêt de la science et de l'humanité), je citerais en faveur de la méthode latérale avec le lithotome caché, un succès presque incroyable, obtenu par un ancien professeur de notre école, M. Méjeau, qui a pratiqué cette opération cent cinq fois, et une seule fois avec insuccès ; j'y ajouterais les succès presque constans de M. Laumonier, chirurgien en chef de l'Hôtel-Dieu de Rouen, et que j'ai pu observer pendant plus de deux ans, lorsque je faisais dans cet hôpital le service comme chirurgien en second. Il est à noter que ce chirurgien habile se servait du lithotome de Lécat. J'y ajouterai enfin que dans ma pratique particulière, j'ai pratiqué onze fois l'opération de la taille, savoir : dix fois par la méthode latérale et une par la méthode recto-vésicale de M. Sanson et toujours avec succès.

D'un autre côté, j'ai vu pratiquer trois fois la lithotritie, et malheureusement les opérés ont succombé avant le troisième jour et sans être débarrassés de leur pierre.

D'après ce qui précède, ne serait-il pas permis de penser qu'on perd trop de vue une méthode qui a pour elle un grand nombre de succès, tout en reconnaissant que la lithotritie peut dans quelques cas présenter beaucoup d'avantages, mais qu'elle a besoin d'être pratiquée par des mains exercées ; ce que l'on ne trouve que très difficilement en province.

Quant à la question qui fait l'objet du mémoire de M. Leroy, il est reconnu par presque tous les praticiens que la lithotomie chez les enfans est plus ordinairement suivie de succès ; et d'après la lecture des observations rapportées par M. Leroy, il serait bien permis de se demander si la lithotomie n'aurait pas évité à ces petits malades le plus grand nombre des souffrances que la lithotritie leur a occasionnées.

Si vous pensez, monsieur le rédacteur, que les réflexions précédentes puissent être de quelque intérêt pour la science, veuillez les insérer dans votre journal, et agréez l'assurance de la considération de votre dévoué serviteur et confrère,

Delmas père.

Montpellier, ce 14 mai 1855.

LETTRE DE M. CIVIALE

Sur la discussion relative à la taille et à la lithotritie. (La Gazette médicale, n⁰ 24.)

M. Civiale nous invite à insérer la lettre suivante, qu'il avait adressée avant la dernière séance à M. le président de l'Académie de médecine, dit M. le rédacteur de la *Gazette médicale*, et dont le conseil d'administration n'a pas jugé à propos d'autoriser la lecture.

Monsieur le président,

J'étais à Florence pour une opération de lithotritie, lorsque l'Académie s'est occupée d'un point de doctrine qui, depuis longues années, fait le sujet de mes recherches assidues. C'est par les journaux seulement et par les lettres particulières que j'ai pris connaissance des longs débats auxquels il a donné lieu. Quoique je regrette de n'avoir pu rectifier en temps utile certains

faits dont l'exposition inexacte ou la fausse appréciation a répandu beaucoup de vague sur l'état de la question, il est loin de ma pensée de chercher à ranimer
une discussion orale dans laquelle les circonstances
du moment ne permettent pas d'apporter le calme et le
sang-froid nécessaires. Mais, comme il serait possible
que mon silence fût interprété au profit d'erreurs qui
ne demeureraient pas renfermées dans le cercle de la
théorie, je crois devoir soumettre cette réponse à l'A-
cadémie, en attendant la publication très prochaine
d'un travail auquel je me livre sur le parallèle à établir
sur les diverses manières de traiter les calculeux.

D'abord la question qu'on s'était proposée de résoudre ne me paraît pas dans le principe avoir été bien
posée. En effet, la lithotritie et la cystotomie sont
deux opérations essentiellement distinctes, et réclamées
chacune par des cas spéciaux, ou si l'on veut, par des
phases différentes de la même maladie. Toute controverse à cet égard ne saurait s'allier avec des connaissances précises sur la matière elle-même. Les opérations comparatives que M. Velpeau a proposé de
faire, quand même il serait possible de trouver des
calculeux dans des circonstances exactement semblables, seraient encore moralement impraticables, puisqu'elles exigeraient qu'on imposât à un malade une
opération qui ne conviendrait ni à son état de maladie, ni peut-être à sa volonté.

La véritable question n'est d'ailleurs pas là. Dans
l'état actuel de la science, ce sont les limites de l'application de chacune des deux opérations qu'il convient de fixer. Or, si la discussion n'a pas nettement
établi ces limites, il en résulte toujours ceci, que la
lithotritie étend chaque jour son domaine à mesure
que l'expérience apprend à vaincre des difficultés na-
guère regardées comme insurmontables, et que la
taille a perdu du sien, même dans l'esprit de ses plus

chauds partisans, puisque l'un après l'autre, ils ont
à voué publiquement que, s'ils avaient la pierre, ils se
feraient opérer dans des circonstances données par la
lithotritie.

Dans cet état de choses, je l'avouerai, il m'a été pénible de voir que, pour faire triompher une cause
perdue, on n'ait pas craint de présenter comme vraies
des assertions complètement inexactes, de reproduire
comme inattaquables des chiffres qui ont été dix fois
démentis. Je n'ai pas le dessein de tout relever aujour-
d'hui, mais la position dans laquelle je me trouve m'im-
pose le devoir de protester sur ce qui a été dit sur les
faits tirés de ma pratique. J'avais pourtant fait ce
qu'aucun partisan de la taille, ce que nul chirurgien
peut-être n'avait fait avant moi : j'avais fait connaître
nominativement tous les cas qui s'étaient offerts à moi;
je les avais exposés avec tous les détails propres à en
garantir l'authenticité. Ce travail est entre les mains de
M. Double, chargé d'en rendre compte à l'Académie
des sciences, et tous les journaux en ont donné une
suffisante analyse lors de sa présentation. Comment
donc M. Velpeau, qui dit avoir été à l'Institut prendre
connaissance des pièces originales, a-t-il précisément
négligé le seul travail pour lequel il était besoin d'aller
à l'Institut? Et pour les deux autres documens auxquels
il ajoute une si ferme croyance, comment M. Velpeau,
qui se tient si exactement au courant de la science,
n'a-t-il pas même daigné lire le mémoire que j'ai lu
dernièrement dans cette académie, et qui est inséré
dans le dernier rapport de ses fascicules?

Je ne saurais répéter sans cesse les mêmes argumens.
Si M. Velpeau cherche de bonne foi la vérité, comme je
le crois, il me saura sans doute quelque gré de lui indiquer où il trouvera une réponse péremptoire à des objections de statistique qui paraissent surtout avoir fait une
profonde impression sur son esprit au détriment de la

lithotritie. Mais il y a une objection qui exige à son tour une réponse. J'ai dit, les preuves en main, que sur 429 calculeux qui se sont présentés à moi depuis 1824, 244 ont été opérés par la lithotritie; 236 sont guéris; 5 sont morts, et 3 ont continué de souffrir, quoiqu'ils n'aient plus de pierre. Des 183 malades chez lesquels la lithotritie avait paru difficile ou impossible, 88 se sont soumis à la cystotomie, et 97 ont conservé leur pierre, les uns parce qu'ils n'ont pas voulu se laisser tailler, les autres parce qu'ils se trouvaient dans des circonstances si défavorables que toute opération était contre-indiquée.

Il est difficile de comprendre qu'on ait cherché à établir le chiffre de la mortalité à la suite d'une opération, non sur le nombre des opérés, mais sur celui des malades reçus ou visités. C'est une méthode neuve, et dont sans doute on n'a pas calculé toute la portée. On pourra en juger par l'exemple suivant. Une décision du conseil des hôpitaux m'a autorisé à faire un relevé des registres déposés dans les archives de l'administration. Il résulte de ce relevé que, dans un certain nombre d'années, 368 calculeux ont été admis à l'Hôtel-Dieu et à la Charité, 67 seulement sont portés sur la colonne des guéris après l'opération. Ces pièces justificatives sont également entre les mains de la commission de l'Institut. Si j'avais dit que, sur 368 calculeux, la taille n'en avait sauvé que 67, tout en conservant les apparences de la vérité, j'aurais avancé une chose évidemment fausse, puisque la proportion des guérisons ne peut être établie que sur le nombre des opérations énoncées. Or, au lieu de 568, je ne trouve à la colonne des opérés que 166 cas, dont 62 morts, 67 guérisons complètes, 16 guérisons incomplètes, et 21 cas dont le résultat est inconnu. M. Velpeau, en disant que de 429 calculeux, la lithotripsie en a sauvé 236 seulement, ne commet pas une moins grave erreur.

Quant à la prétention qu'on a élevée dans quelques écrits essentiellement destinés à déprécier la lithotritie, de considérer comme des opérations réelles, les explorations préliminaires qui sont indispensables pour constater l'état du malade et reconnaître si l'opération peut ou non être faite, si quelque chose doit surprendre, c'est qu'elle ait été reproduite au sein de l'Académie.

J'ai dit, dans le dernier fascicule de l'Académie, où finissent les explorations et où commence l'opération ; il est donc inutile de revenir sur ce point. Nos adversaires ne prétendent pas sans doute que la taille puisse se passer de ces préliminaires ; il faut toujours au moins reconnaître la pierre ; et jamais toutefois, quand un calculeux a succombé à ces explorations, on n'a songé à en accuser la taille elle-même. N'est-ce pas une chose bien remarquable que les détracteurs de la lithotritie soient ainsi réduits à lui chercher des accidens et des dangers dans les cas précisément où l'on a reconnu que cette opération ne convenait pas ? Mais on a aussi cherché à tirer parti de cette circonstance, et on a répété jusqu'à satiété que la lithotritie choisit ses malades. Il est très difficile de savoir où l'on en a voulu venir ; car si elle les choisit, c'est donc à tort qu'on lui reproche d'aller jusqu'aux abus, ou en d'autres termes de ne pas assez choisir. Et enfin les chirurgiens qui font à la taille une gloire de ne pas faire de choix, y ont-ils bien songé ? où donc est le lithotomiste assez téméraire pour opérer, les yeux fermés, tous les calculeux indistinctement ? Ce n'est pas le tout d'opérer, il faut le faire à propos, il faut que l'opération ait des chances, sinon c'est sacrifier son malade.

M. Sanson a été beaucoup plus loin ; il a fait un mérite à la taille de s'appliquer à tous les cas, prétention que n'élève certainement pas la lithotritie ; et c'est par ce motif qu'il l'érige en méthode générale. On pourrait tout aussi bien dire alors que l'amputation est la méthode générale pour les fractures des membres, parce qu'elle convient au cas même où l'appareil n'a plus de chances de succès. Ainsi encore l'opération césarienne serait la méthode générale pour l'extraction du fœtus ; et l'accouchement naturel qui ne saurait avoir lieu dans tous les cas, serait la méthode exceptionnelle. Il y a même un rapport assez frappant entre ces dernières opérations et celles qu'exige la pierre ; c'est toujours en effet un corps étranger qu'il s'agit d'extraire, et certainement pour un corps étranger la voie artificielle est toujours la plus facile et la plus commode ; mais pour le sujet qui subit cette voie artificielle, nous croyons qu'il en est autrement.

Enfin M. Velpeau a prétendu que la lithotritie pouvait laisser souffrir le malade, et que la taille, au contraire, guérissait ou tuait sans milieu. Sans renvoyer au tableau déjà cité, on sait si bien tous les accidens qui peuvent subsister après la taille, catharre, fistules, incontinence d'urine, etc., que je ne pense pas que M. Velpeau lui-même ait mis sérieusement cette objection en avant.

Agréez etc.

LETTRE DE M. VELPEAU,

En réponse à la lettre de M. Civiale, *insérée dans le* nº 27 *de la* Gazette médicale.

Monsieur le rédacteur,

Je regrette bien sincèrement que M. Civiale, qui était à Paris, et non plus à Florence, à partir du 28 mai, n'ait pas jugé à propos de venir en personne nous éclairer de ses lumières au sein de l'Académie, à la séance du 2 juin ou à celle du 9. Alors nous aurions pu rectifier de concert et en temps utile certains faits dont l'exposition inexacte ou la fausse appréciation a répandu beaucoup de vague sur l'état de la question relative à la taille et à la lithotritie. Là-dessus une discussion orale eût, il me semble, été plus fructueuse qu'une discussion écrite, et je ne vois pas ce qui, dans les circonstances actuelles, nous aurait empêchés d'y apporter le calme et le sang-froid nécessaires. Nous eussions vu ensemble, comme je l'ai fait voir à l'Académie, où les mêmes argumens ont été invoqués en faveur du broiement : 1° que c'est probablement lui, M. Civiale, qui pose mal la question ; 2° qu'il est inexact de dire que la taille et la lithotritie sont réclamées par deux phases essentiellement distinctes de la même maladie, puisque la taille est applicable à toutes les périodes de l'affection calculeuse, tandis que le broiement ne convient qu'à des cas déterminés.

Des connaissances précises sur la matière ne permettent aucune controverse sur ce point.

M. Civiale aurait reconnu avec moi, j'en suis persuadé, qu'on peut trouver un certain nombre de calculeux dans des conditions à peu près (je n'ai jamais dit exactement) semblables, tout aussi bien que s'il s'agissait de quelque autre maladie; que les essais comparatifs proposés par moi n'ont rien d'*immoral*, puisqu'en les admettant il serait inutile de violenter en rien la volonté du malade, et qu'ils seraient faits dans des cas où les deux opérations sont également applicables; enfin que dans ces expériences rigoureusement suivies, la question qu'il regarde comme souverainement jugée, savoir la question relative à la prééminence de la lithotritie sur la taille, peut rester indéfiniment en litige.

Ce premier problème une fois résolu, nous aurions pu en aborder un second et fixer plus aisément les limites de chacune des deux opérations. En procédant ainsi avec rigueur, nous aurions vu qu'il ne s'agit pas de savoir si la lithotritie étend chaque jour son domaine, tandis que la taille perd du sien, mais de constater si cette extension d'une méthode opératoire aux dépens de l'autre est réellement avantageuse aux malades.

Puisque j'ai posé en principe dans mon rapport et ailleurs, il y a près de dix ans, que dans des conditions données le broiement vaut mieux que la taille, M. Civiale doit sentir qu'il se *trompe* en me mettant au nombre des plus *chauds partisans* de cette dernière opération. Si je ne craignais de le scandaliser, j'ajouterais toutefois, sous forme de parenthèse, qu'aux yeux de la science cette opinion sur les avantages de la lithotritie dans certains cas ne deviendra elle-même inattaquable qu'après les expériences comparatives indiquées plus haut; car, jusque là, nous ne nous fondons pour la professer, lui et moi, que sur des données vagues qui peuvent tromper. Nous en reparlerons s'il veut.

A l'Académie, M. Civiale aurait pu s'assurer que les chiffres qu'il dément pour la onzième fois sont encore inattaquables; que je n'ai point négligé le travail qu'il m'indique à l'Institut; que je connaissais aussi celui qu'il a fait imprimer dans le dernier fascicule de l'Académie, et que c'est précisément parce qu'il a pris la précaution de publier tous les faits qui se sont offerts à lui, ce dont on ne peut trop le louer, que je suis arrivé à des résultats si différens de ceux qu'il annonce. Si en répétant sans cesse les mêmes argumens, il ne peut détruire l'impression produite par les chiffres, c'est apparemment que ses argumens ne sont pas de nature à convaincre tout le monde.

La réponse *péremptoire* que m'adresse M. Civiale m'avait été faite par d'autres, et le compte-rendu de nos séances a dû lui montrer la réfutation *péremptoire* que j'en ai déjà faite : 5 morts sur 244 opérés ! On ne peut rien désirer de plus beau, si ce n'est le résultat obtenu par Mejeau, qui ne perdit qu'un malade sur 105 opérés par la taille ! Mais alors ayez la bonté de m'expliquer comment il se fait qu'en prenant 40 de ces opérés seulement, dans les propres écrits de M. Civiale, on trouve 10 morts, que sur 26 autres on en compte 11 ; que sur 83 il y en ait plus de 20 ; que sur 15, j'en rencontre 7 ? J'avoue que les éclaircissemens fournis à ce sujet par M. Civiale ou ses amis m'ont paru fort obscurs, et qu'ils m'ont laissé dans une grande perplexité.

Le chiffre de la mortalité que j'ai établie ne porte point, comme notre honorable collègue semble le penser, sur le nombre des malades *visités*, mais bien sur celui des sujets *opérés*. La comparaison qu'il m'oppose par suite de cette première erreur pèche encore d'une autre manière : veut-il me permettre de le prouver ? Les registres de l'administration l'autoriseraient, dit-il, à prétendre, s'il m'imitait, que sur 368 calculeux entrés à l'Hôtel-Dieu et à la Charité, il n'en est guéri que 67. Eh bien ! un état que j'ai sous les yeux et qui vient de l'hôpital Necker, porte qu'en 1833 et 1834 il est entré 97 calculeux ou présumés tels dans le service de M. Civiale. Or, pour ces deux années, M. Civiale avoue lui-même n'en avoir guéri que 18 sur 97 ; ça ne vaut guère mieux que 67 sur 368. Ce n'est donc pas sur de pareils documens qu'on doit s'appuyer. Quant à moi, je me suis servi des faits publiés par M. Civiale, pensant qu'il n'était pas possible de puiser à meilleure source.

Maintenant, puisque nous partons des mêmes bases, reste à savoir pourquoi nous sommes si loin de compte. Je l'ai dit à l'Académie pour son total de 429 malades dont 236 guéris ; il est inutile d'y revenir en ce moment, mais je vais l'indiquer nettement pour ceux

que rappelle l'auteur dans son dernier mémoire, et qui sont d'ailleurs les mêmes. M. Civiale ne veut pas absolument que les *explorations*, les *tentatives* infructueuses auxquelles on se livre pour reconnaître, saisir ou broyer la pierre avec ses instrumens, soient de véritables opérations ; d'où il suit d'abord qu'aucun des malades dont il n'a pu détruire en entier le calcul avant la mort n'est placé dans la catégorie des opérés ; et ensuite qu'à ses yeux, tous ceux qu'il opère complètement doivent réellement guérir. Cette idée le préoccupe si fort, qu'il la reproduit sans cesse, qu'elle se retrouve dans tout ce qu'il a écrit : c'est donc un point capital dans la question. Or, voici ce qu'un lithotriteur qui s'y connaît aussi, M. Heurteloup (1), en dit lui-même :
« L'introduction des instrumens dans la vessie, les re-
» cherches, impriment souvent à l'économie un trouble
» dont il n'est pas toujours facile de suspendre le mé-
» canisme. Il faut bien se défendre de regarder cette
» opération comme tout-à-fait innocente, *pratiquée sur*
» *l'homme même le plus sain et le mieux disposé.* »

Entrons davantage dans le sujet. En quoi consistent les *préliminaires*, les *explorations*, les *essais* de M. Civiale ? En quoi ? le voici. On introduit le litholabe, le brise-pierre ou le percuteur dans la vessie, où on en promène l'extrémité pour reconnaître l'existence et le siége de la pierre. Ensuite on ouvre l'instrument, on en écarte les branches, toujours dans la poche urinaire, pour saisir, embrasser le calcul et en apprécier le volume ou la forme ; on essaie enfin de perforer, d'écraser ou de faire éclater le corps étranger en agissant sur l'autre extrémité du lithotriteur qui est gros et droit dans l'urètre. Cela se répète une, deux, ou trois fois, à quelques jours d'intervalle, et on n'y renonce que si des

(1) Lettre à l'Académie des sciences, 1827, p. 35.

conditions par trop défavorables ne permettent pas de continuer.

A présent on me demandera peut-être en quoi *l'opé-ration elle-même* diffère de ces *préliminaires*. Ma foi, je n'en sais rien. J'ai toujours pensé que les instrumens lithotriteurs, une fois arrivés dans la vessie, devaient exposer à autant de dangers quand ils manœuvrent dans le vide ou sans fruit, que quand ils agissent réellement sur la pierre avec efficacité. L'opération est exactement la même dans les deux cas, quant à son influence sur l'état des organes : ou plutôt, elle semble devoir être un peu plus redoutable dans les cas de simple exploration que dans le cas de broiement réel, puisqu'elle nécessite ici moins de tâtonnemens et cause par conséquent moins de douleurs.

M. Civiale n'en continue pas moins de comparer ces préparatifs au cathétérisme explorateur du lithotomiste, et d'invoquer à l'appui de son assertion les accidens que provoque parfois ce cathétérisme. Voyez où cela peut conduire ! Si le cathétérisme avec un instrument courbe, d'une ligne ou deux de diamètre, porté sans effort jusqu'à la pierre et retiré presqu'aussitôt, peut amener la mort, que sera-ce donc de vos explorations avec une tige *droite*, de deux à quatre lignes de diamètre, qu'il faut ouvrir, faire agir et maintenir de cinq à vingt minutes dans les organes urinaires ?

M. Civiale parle-t-il sérieusement, quand il ajoute qu'attribuer à la lithotritie la mort qui suit les préliminaires dont il vient d'être question, serait aussi injuste que de rejeter sur la taille celle qui survient parfois après l'introduction d'une sonde ordinaire dans le but de reconnaître un calcul? ne se serait-il pas aperçu que *dans la taille l'incision est tout et le cathétérisme rien ;* tandis que dans la lithotritie, c'est *la présence des instru-mens dans l'urètre et la vessie* qui constitue en réalité *la partie dangereuse* de l'opération? Prétendre que le

broiement de la pierre n'est pas responsable des accidens, quand il ne croit pas devoir aller jusqu'au bout,
c'est autoriser les chirurgiens à dire que la taille n'est
pas cause de la mort, quand l'incision étant faite, on
reconnaît qu'il est impossible d'extraire le calcul ou
de continuer l'opération.

Veut-on savoir au surplus, ce que M. Civiale entend
par malades morts sans opération? cherchons dans son
dernier tableau (1).... Lecomte, par exemple : « Ce malade, qui souffrait depuis deux ans, avait le canal libre;
on voulut commencer l'opération le 5 juin 1830. On
introduisit l'instrument lithotriteur, après avoir préalablement fait une injection dans la vessie: une douleur
vive se fit sentir dans la région prostatique. A peine la
pince litholabe fut-elle développée que les douleurs
devinrent intolérables ; il fallut retirer l'instrument
avant d'avoir pu charger la pierre. Envie continuelle
d'uriner avec ténesme et douleur extrême, pendant
que les urines traversent l'urètre; sensibilité vive de
l'hypogastre ; délire dans la nuit ; mort le 10 au matin...

» Prenez dans le même tableau le malade Godail-
ler, dont la mort est attribuée à la taille, et voyez où
la lithotritie l'avait déjà conduit. « Agé de cinquante-
sept ans, cet homme souffrait depuis trois ans. L'instrument fut introduit le 17 avril 1815, et la pierre
chargée avec facilité. On fit jouer le foret ; c'est à peine
si les manœuvres durèrent cinq minutes. Après l'opération les envies d'uriner devinrent beaucoup plus
fréquentes; le soir il survint des frissons, puis la fièvre
qui persista deux jours. Une deuxième séance eut
lieu le 24; cette fois il y eut de la douleur après
l'introduction de l'instrument. Le calcul échappa plusieurs fois. Dès ce moment les accidens fébriles se re-
nouvelèrent avec violence ; l'urine chargée de mucosi-

(1) Académie royale de médecine, tome IV, page 297.

tés, prit une teinte sanguinolente, et les accidens por-
tèrent bientôt le malade à demander la lithotomie (1). »
C'est pourtant ainsi que ces messieurs se font illusion,
qu'ils parviennent à se persuader que la lithotritie ne
fait mourir personne ! Puis, chose étrange ! ils sont les
premiers à dire qu'on *falsifie*, qu'on *altère*, qu'on *dénature* leurs faits. Ils s'abusent au point que, pour démontrer que là-dessus on n'a gardé aucune mesure en se
servant des tableaux de M. Larrey et de M. Double,
M. Civiale donne comme le plus authentique de tous
un résumé dans lequel on voit que, sur *seize* calculeux
reçus dans son service en 1829 et 1830, *six* sont guéris et *sept* sont *morts !!!*

En 1827 M. Civiale avait traité quatre-vingt-trois
calculeux. *Un seul*, dit-il, est mort de la lithotritie. Il
est cependant vrai qu'en y regardant de près on verrait
aisément que *trente-neuf de ces malades sont morts* avant
d'avoir été complètement guéris, et que sur ce nombre j'en pourrais compter *vingt-neuf, vingt-neuf enten-
dez-vous !* qui ont subi soit l'opération, soit les explorations de la lithotritie ! C'est un fait que je me charge
de mettre dans tout son jour, si M. Civiale l'exige.
Ai-je donc eu si grand tort, d'après cela, moi qui désire voir les deux côtés du tableau, de n'accepter le
dire de MM. les lithotriteurs qu'autant qu'ils auront ra-
conté tous leurs faits sans exception et avec les détails
convenables ?

En dernier lieu, on me reproche d'avoir dit que la
taille guérit quand elle ne fait pas mourir, tandis que la
lithotritie peut ne pas tuer et ne pas guérir. Est-ce sérieusement, lui dirai-je à mon tour, qu'il conteste le fait?
Par la taille vous êtes sûr d'extraire le calcul et tous les
fragmens, n'est-il pas vrai? La lithotritie vous donne

____

(1) M. Civiale ne contestera pas ces détails, j'espère ; car il devinera
sans peine d'où je les ai tirés.

rarement au contraire la certitude de n'en avoir laissé
aucun dans la vessie; si vous pouviez douter de cet
inconvénient de votre méthode, je vous en communi-
querais volontiers de nombreuses preuves. La présence
du calcul détermine et entretient l'altération des organes. La taille, en débarrassant sur-le-champ l'économie
permet à la santé de se rétablir promptement. Pour détruire ce calcul le broiement a besoin de plusieurs
séances. Avant de l'enlever on ajoute nécessairement
à l'irritation des voies urinaires. Pour peu qu'il en
reste ensuite, c'en est assez pour que les troubles
fonctionnels, plus ou moins exaspérés par l'instrumentation, persistent et finissent par se trans-
former en maladies incurables; sans compter que ces
suites n'empêchent nullement le catarrhe vésical, les
fistules, l'incontinence d'urine, etc., d'être aussi fréquentes après la lithotritie qu'après la taille. Je sais bien
que les malades de M. Civiale ont la maladresse alors
de mourir par suite d'accidens étrangers à l'opération;
mais aussi je pourrais répondre avec M. Heurteloup (1),
que celui qui pratique la taille sera en droit d'en dire
autant, et que, si cette raison était admise, je n'hésite-
rais pas à promettre de guérir toujours.

Il y aurait encore une infinité de remarques à faire
sur ce sujet comme sur l'ensemble de la question;
mais, ces remarques, on les trouvera dans le compte-
rendu des séances de l'Académie, et je n'y reviendrai
que si MM. les lithotriteurs tiennent à poursuivre cette
discussion, en me faisant d'autres objections que celles
auxquelles j'ai déjà répondu verbalement; ici je n'ai
voulu réfuter au surplus que la lettre de M. Civiale, en

(1) Lettre à l'Académie des sciences, etc. 1827, page 85. C'est bien
vrai que les malades de M. Civiale ont la grande adresse de mourir des accidens étrangers à l'opération, de même que les malades de M. Souberbielle.
Il est étonnant! La statistique de M. Civiale ne prouve d'ailleurs rien au
sujet de la lithotritie ou taille, seulement M. Velpeau a eu tort, en parlant
de M. Civiale, d'attribuer ce qu'il dit et fait *commun à tous les lithotriteurs*.

laissant de côté le passage qui s'adresse plus spécialement à M. Sanson, convaincu que ce chirurgien n'a
pas besoin d'aide en pareil cas pour se défendre, et que
le paragraphe qui le concerne se réfute d'ailleurs assez
de lui-même.

Agréez etc.

VELPEAU.

LETTRE DE M. ROCHOUX

SUR LA LITHOTRITIE,

Au Journal hebdomadaire, n° 24.

Monsieur le rédacteur,

L'Académie ayant refusé d'entendre mon dernier
mot sur la lithotritie, je viens vous demander de le lui
faire arriver par la voie de votre journal. Si l'on m'eût
permis de parler, je me serais à peu près exprimé de la
manière suivante.

Messieurs, très honorables et très honorés collègues,
aurais-je dit, la discussion en est déjà arrivée à sa quatrième séance, et la véritable question, celle qui do-
mine toutes les autres, n'a point encore été franchement abordée; à peine même a-t-elle été entrevue. Ma
remarque vous paraîtra sans doute passablement imper-
tinente; il faut donc vous démontrer qu'elle est tout
simplement vraie.

En effet, presque aucune des questions qui ont été
toutes plus ou moins longuement et inutilement débattues dans cette enceinte (1), ne renferme des données
d'un jugement sur le rapport actuellement en litige; car il
ne s'agit pas d'abord de savoir : 1° si la lithotritie est

---

(1) Je m'étonne beaucoup que M. Rochoux vienne dire que toutes les
questions ont été inutilement débattues; je suis sûr que chacun lisant les
discussions verra le contraire.

une opération exceptionnelle ; 2° si elle est d'une exécution très difficile ; 3° si elle est beaucoup ou peu douloureuse ; 4° si elle entraîne de longues convalescences ; 5° si l'on n'acquiert qu'avec peine la certitude d'avoir broyé tous les calculs, etc. La véritable question, la question fondamentale, celle qui passe avant toutes les autres, la voici : dans les cas où elle est praticable, la lithotritie est-elle ou n'est-elle pas préférable à la taille ? Or, la question, posée de la sorte, a été unanimement résolue par l'affirmative, dès l'instant où chacun de nous est convenu qu'ayant un petit calcul, il se ferait lithotritier.

On a prétendu, je le sais très bien, qu'un pareil assentiment ne prouvait rien en faveur de la lithotritie, mais, de mon côté, je n'en continuerai pas moins à le présenter comme une preuve incontestable de la supériorité de la lithotritie sur la taille, dans certains cas. Il ne reste donc plus qu'à déterminer dans quelle proportion se trouvent les uns comparativement aux autres. Hé bien ! en s'en rapportant aux seuls chiffres qui n'aient point été contestés et qu'adopte M. Souberbielle lui-même (1), les cas où la lithotritie est applicable comprennent plus de la moitié des calculeux. Permis néanmoins à qui voudra de dire que la lithotritie est une opération exceptionnelle, si en même temps on veut bien ajouter entre parenthèses : nous appelons exceptionnelle une opération qui convient dans la grande majorité des cas. Ceci posé, voyons quel peut être l'avenir réservé à la lithotritie.

Dès l'instant où il est reconnu que, dans certaines circonstances, le broiement est de beaucoup préférable à la taille, il n'y a pas à craindre que ce fait, vrai pour l'an de grâce 1835, cesse de l'être dans vingt ans ou dans cent ans, par la raison que les vérités ne meu-

____

(1) Réflexions sur la lithotritie, page 40.

rent ni ne vieillissent. Bien plus, on peut raisonnablement espérer de voir le procédé opératoire se perfectionner avec le temps, et les avantages qu'il possède déjà s'accroître encore. Aussi, messieurs, la prédiction où l'on vous annonce la déchéance prochaine de la lithotritie ne saurait-elle manquer d'être enterrée avec cette remarque de Cicéron, qui a déjà figuré au convoi de tant d'autres assertions hypothétiques : *opinionum commenta delet dies, naturæque judicia confirmat.*

Voilà, mon cher confrère, ce que je me proposais de dire à l'Académie, dont le refus d'entendre mes observations n'ôte rien à leur valeur, si, comme je le pense, elles ont la vérité pour elles. J'ajouterai maintenant, de vous à moi, que la lithotritie, attaquée avec beaucoup d'adresse ou plutôt d'une manière très captieuse, a été en général si faiblement défendue, que si elle ne devait pas se soutenir par des faits et non par des paroles, sa cause serait à peu près irrévocablement perdue.

Agréez etc.

Rochoux.

RÉPONSE DE M. VELPEAU

AUX REMARQUES DE M. ROCHOUX SUR LA LITHOTRITIE,

Insérée dans le nº 25 du Journal hebdomadaire.

Monsieur le rédacteur,

Permettez-moi de faire savoir à vos abonnés ce que j'aurais répondu au dernier mot de M. Rochoux, si l'Académie avait voulu l'entendre.

Monsieur et très honoré collègue, aurais-je dit, la question posée par vous ne diffère, sous aucun rapport, de celle que nous avons débattue jusqu'ici. La lithotritie vaut-elle mieux que la taille? c'était là le point de départ, le fond de la discussion, et je m'étonne que vous ne vous en soyez pas aperçu. Vous n'y pensiez pas, j'en suis sûr, quand vous avez avancé que, pour décider si dans les cas où elle est applicable, la lithotritie est ou n'est pas préférable à la taille. Il ne s'agit pas d'abord de savoir : 1° si elle est d'une exécution très difficile; 2° si elle est beaucoup ou peu douloureuse; 3° si elle entraîne de longues convalescences ; 4° si l'on n'acquiert qu'avec peine la certitude d'avoir broyé tous les calculs, etc., etc.

Car, comment prendre un parti pour l'une ou pour l'autre opération, quand on ignore toutes ces choses?

La question, dites-vous, est unanimement résolue par l'affirmative, dès que chacun convient qu'il se ferait lithotritier s'il avait un petit calcul. A cela je réponds que vous vous laissez induire en erreur. D'abord il ne suffit pas d'avoir un petit calcul pour être en droit d'espérer beaucoup de la lithotritie ; il faut encore avoir la vessie saine, l'urètre, la prostate, les urétères, les reins en bon état, et vous n'ignorez pas que le contraire s'observe souvent chez les sujets atteints de la pierre.

Ensuite, il faut ne pas être trop irritable; puis, avoir au moins douze à quinze ans. Enfin, vous devez voir que si vous réduisez la lithotritie aux petits calculs, vos prétentions vont se trouver bien au-dessous de celle de MM. les lithotriteurs de profession.

La lithotritie est praticable ou applicable, comme vous voudrez, dans une foule de cas où elle ne convient point; et ici comme partout, il faut se garder de confondre ce qui est possible avec ce qui est utile. Or, les chiffres de M. Souberbielle ne prouvent point du tout, vous le reconnaîtrez vous-même en les examinant de nouveau, que la lithotritie convienne à plus de la moitié des calculeux (1).

Ayant démontré par des chiffres plus nombreux, que sur 1000 malades affectés de calculs il y en avait au moins 750 en dehors des conditions réclamées par vous (2), je me crois en droit d'affirmer que la lithotritie est une méthode exceptionnelle, sans qu'il soit nécessaire d'ajouter entre parenthèses, comme vous me le conseillez : nous appelons exceptionnelle une opération qui convient dans la grande majorité des cas: qu'en pensez-vous?

Enfin, j'aurais terminé de cette façon : je n'ai point annoncé la déchéance prochaine de la lithotritie, et que cette méthode n'est jamais préférable à la taille. J'ai seulement dit que l'avenir réduirait de beaucoup le cercle exploité jusqu'à présent par elle, et qu'il fallait en resserrer l'usage dans de certaines limites que j'ai posées, si l'on veut qu'elle soit véritablement utile à l'humanité. Ayez la bonté de ne pas me sortir de là, si vous voulez que nous nous entendions, car je n'ai pas prétendu autre chose.

Vous voyez, mon cher confrère, qu'il n'y a rien de captieux dans ce langage, et que les vérités, tirées d'une masse considérable de faits, seront tout aussi vivantes dans dix ou vingt ans que maintenant, quoi que puissent en penser messieurs les lithotriteurs quand même.

Agréez etc.

Velpeau.

(1) Les chiffres de M. Souberbielle et ses opinions ne prouvent rien sur ce sujet; c'est un homme trop exclusif, qui ne veut pas admettre la lithotritie, et voilà tout.

(2) M. Velpeau n'a jamais pu démontrer, que sur 1000 calculeux 750 étaient en dehors du domaine de la lithotritie.

RÉSUMÉ

DE LA DISCUSSION SUR LA LITHOTRITIE,

Inséré dans le n° 78 de la Lancette française.

———

A M. le rédacteur de la Gazette des Hôpitaux.

Monsieur,

Je me proposais de vous adresser un résumé de la discussion qui a si chaudement occupé l'Académie de médecine durant quatre longues séances, et épuisé de telle sorte l'attention de ce corps savant, qu'après avoir écouté, avec une patience chez lui peu habituelle, d'assez médiocres plaidoyers, il refuse maintenant d'entendre de courtes et simples communications, comme M. Chervin vient d'en faire l'épreuve deux fois de suite.

Depuis quelques jours je m'étais mis à la besogne, et me trouvais déjà fort en peine pour reproduire, avec toute la brièveté commandée par le vide réel des débats, l'esprit d'une discussion dans laquelle toutes les questions, hormis la principale, celle de la valeur de la lithotritie employée avec discernement, ayant été amplement controversées, il ne restait au moment de la clôture qu'à s'occuper du fond de l'affaire; j'aurais sans doute renoncé à conduire à fin cette fastidieuse tâche, si une lettre de M. Velpeau ne fût venue m'offrir, pour sortir d'embarras, une occasion dont j'ai dû profiter avec empressement, puisqu'elle me met à même de relater en quelques lignes le commencement et la fin, l'alpha et l'oméga du mémorable procès scientifique, et de sauter à pieds joints par-dessus toutes les inutilités intermédiaires.

Dans le rapport habilement édifié où, fixant à dix ans la durée du prestige dont on a su entourer la lithotritie, M. Velpeau prétend d'après M. Blandin, que l'adoption de ce procédé opératoire n'a pas diminué la mortalité parmi les calculeux, il ajoute : « Ou je me » trompe fort, ou la postérité n'hésitera point à por- » ter sur cette invention un jugement plus sévère que » le mien (1). »

Aujourd'hui ce professeur écrit dans le Journal heb-domadaire : « Je n'ai point annoncé la déchéance pro · » chaine de la lithotritie, et que cette méthode n'est » jamais préférable à la taille (2). »

Si cette dernière assertion, qui, largement entendue, est vraiment la réfutation des précédentes, nous dé-voile la pensée intime de M. Velpeau, vous pourrez an-noncer à vos nombreux lecteurs que la lithotritie n'a plus pour adversaire déclaré que M. Souberbielle, qui, lui, n'a pas encore rompu d'une semelle, et regarde le broiement de la pierre comme une invention satanique : voilà ce qu'a produit la discussion de quatre jours. Par conséquent, il n'est pas tout-à-fait exact de dire avec M. Roux, qu'elle n'a rien appris à personne : elle a fait mieux, elle a opéré une conversion (3).

Agréez etc.

Rochoux.

27 juin 1855.

(1) *Lancette française*, 7 mai 1835, pages 217 et 218.
(2) N° 25, juin 1835, page 384.
(3) Ces paroles de M. Rochoux prouvent déjà qu'il a eu tort de dire dans sa lettre précédente, que toutes les questions sur ce sujet ont été inutilement débattues.

RAPPORT

FAIT

PAR M. SANSON A L'ACADÉMIE DE MÉDECINE.

SUR

LE MÉMOIRE SUR LA TAILLE,

DE M. SOUBERBIELLE.

Séance du 4 août 1835.

—

M. Sanson fait en son nom et celui de MM. Larrey et Ribes un rapport sur un mémoire de M. Souberbielle sur la taille. Ce travail se divise en plusieurs parties. Dans la première, l'auteur expose son plan et son but; la seconde se compose d'une série nombreuse d'observations de taille. Enfin ces opérations ayant été faites dans des conditions très variées, elles ont offert des exemples des principaux cas qui peuvent se rencontrer, et l'auteur a profité de ces heureuses circonstances pour en tirer un certain nombre de conséquences statistiques, tracer quelques corrollaires pratiques, et formuler ses opinions sur plusieurs points.

Peu confiant dans la lithotritie en général, l'auteur tend à prouver par des faits que la cystotomie est souvent appelée à réparer ses torts ou à suppléer à son insuffisance, et cherche d'ailleurs à prouver l'excellence de la taille sus-pubienne sur les autres, ou pour mieux dire sur l'appareil latéral.

Dans la première série d'observations se trouve l'histoire de quatorze malades, qui ayant été opérés, mais non pas guéris par d'autres chirurgiens, ont été débarrassés par l'auteur, soit de calculs non extraits, soit des fistules consécutives à l'opération. Ces considérations déjà anciennes n'offrent rien de particulier.

La deuxième série se compose d'observations plus récentes. C'est le résultat de sa pratique depuis 1828, et on y trouve 50 observations, dont :

9 sur des sujets qui avaient moins de 10 ans ;

1 de 42 ans ;

5 de 50 à 60 ans ;

13 sexagénaires ;

17 plus que septuagénaires ;

2 octogénaires ;

4 étaient du sexe masculin, 2 du sexe féminin.

    Chez 19 le calcul avait au moins le volume d'un œuf de pigeon.

3 il pesait 4 onces.

2 son poids était de 5 onces.

15 avaient plusieurs calculs ; l'un d'eux en portait près de 300.

    Sur 1 seul, la pierre était adhérente.

15, elle était retenue par les parois de la vessie, ou enchatonnée dans des loges particulières;

7 portaient des hernies volumineuses, dont quelques-unes, probablement dues aux efforts pour uriner, puisque la proportion de 7 sur 50 est double de celle que l'on rencontre ordinairement;

6 avaient déjà subi l'opération, savoir :

4 une fois et 2 trois fois ;

12 avaient été soumis sans succès à des tentatives de lithotritie.

On n'a observé aucun cas d'hérédité bien constatée, et les opérations ont été faites indistinctement dans toutes les saisons.

Le résultat général est de 39 guéris et de 11 morts, c'est-à-dire que les insuccès ont été d'un peu plus du quart. Du reste, il n'y a eu aucun mort avant 22 ni après 78 ans.

D'après ces faits et l'observation de sa longue pratique, M. Souberbielie conclut que la vieillesse fournit beaucoup plus de calculeux que l'enfance.

Sur 1,500 calculeux à peu près que l'auteur dit avoir opérés, il prétend n'avoir rencontré que 15 femmes, proportion extraordinaire, et que dément l'observation du rapporteur, qui, dit-il, n'a pas fait 600 opérations de taille, et a opéré 6 malades du sexe féminin.

La proportion de 19 cas volumineux, de 15 cas de calculs multiples, et surtout celle de 16 cas de calculs adhérens ou enchatonnés sur 50, est extraordinaire aussi et sort de la règle commune ; et on peut en tirer, selon M. Sanson, cette conséquence que ce n'est pas sur 50, mais sur un beaucoup plus grand nombre de faits qu'il faut opérer, quand on veut obtenir des résultats statistiques de quelque valeur.

Quant aux succès relatifs de la taille et de la lithotritie, il résulte du chiffre de l'auteur que si la lithotritie guérit (nombre rond) moins de 4 malades sur 5, elle restera inférieure à la lithotomie. Or, si on en croit les résumés publiés dans ces derniers temps, le résultat général de la lithotritie avant l'emploi des instrumens à percussion est loin d'avoir été aussi favorable, puisque les morts sont aux guérisons comme 1 est à 3.

D'après le relevé de M. Souberbielle, sur 30 sujets

il y en avait 34 sur lesquels la lithotritie n'était pas applicable ; sans doute cette proportion doit varier, mais si on réfléchit au grand nombre d'enfans attaqués de la pierre, on restera convaincu que l'auteur a peu exagéré celle des cas où la lithotritie ne peut ou ne doit pas être appliquée. Les faits du mémoire ne prouvent pas ce que prouve la pratique de tous les jours, que les tentatives de lithotritie rendent la taille plus dangereuse, car sur 12 malades dans ces conditions, 10 sont guéris.

Bien que sur 39 opérés par la taille sus-pubienne, 11 soient morts, tandis qu'aucun des opérés par la taille latéralisée n'a succombé, si on considère que sur les 11 taillés par le bas appareil se trouvent 9 enfans, et que d'ailleurs c'est chez les adultes que se sont rencontrés les exemples des calculs volumineux ou multiples, adhérens ou enchatonnés, on s'expliquera la préférence que l'auteur, malgré ces insuccès, donne à la taille sus-pubienne.

A moins qu'on n'opère sur des enfans, que le calcul ne soit engagé dans le col, ou qu'il soit convenable de modifier la vitalité de cette partie, l'expérience et le raisonnement, suivant l'auteur, doivent faire préférer la taille sus-pubienne, chez les femmes, pour éviter l'incontinence d'urine, chez les deux sexes, parce qu'elle permet *l'extraction facile* de tous les calculs, quels que soient leur nombre, leur volume, et les dimensions de la prostate; parce qu'elle offre le moyen de saisir et d'extraire des pierres qui n'auraient pu être saisies ni extraites par la taille latéralisée, soit à cause de leur emprisonnement dans des loges, soit à cause du volume de la prostate, soit enfin à cause de certains vices de conformation du bassin; parce qu'elle est moins douloureuse, moins dangereuse; qu'elle attaque des parties moins importantes, et qu'enfin elle n'est jamais cause de mort qu'en hâtant le développement de dispositions ou d'altérations morbides antérieures; tandis que les hémorrhagies, les infiltrations d'urine, la blessure du rectum, la contusion du tissu cellulaire, etc., sont des lésions qui résultent directement et assez souvent de la cystotomie par l'appareil latéralisé, et sont fréquemment mortelles.

M. Sanson combat quelques-unes de ces assertions ; ainsi dans les huitième, vingtième et quarante-huitième observations du mémoire et plusieurs autres, le volume du calcul, l'embonpoint ou la coarctation de la vessie ont rendu l'opération *longue, difficile et laborieuse*: ce sont les propres termes de l'auteur.

Le rapporteur énumère ensuite les difficultés de la taille sus-pubienne, soit pour inciser sur la ligne blanche, soit par suite de la contraction des muscles droits qu'il a fallu quelquefois inciser, etc., tandis que la détermination exacte et presque mathématique des limites entre lesquelles doivent être faites les incisions, et l'usage d'un conducteur qui guide sûrement les instrumens jusqu'à la cavité de la vessie, font des tailles périnales de l'appareil latéralisé en particulier, l'une des opérations les plus faciles de la chirurgie. M. Sanson ne voit pas comment on pourrait établir que la taille sus-pubienne est moins douloureuse. Quant au moins de danger, les faits de l'auteur conduiraient à une opinion négative opposée à la sienne. La commission s'est abstenue de tout relevé à cet égard, et s'est bornée à des réflexions sur la perfection du procédé sur les parties intéressées, etc. Sous le rapport des parties à léser et de l'extraction des gros calculs, le haut appareil l'emporte ; la taille latéralisée sous celui de la forme et de la disposition de la plaie, et de la facilité de l'exécution.

L'état plus ou moins sain des organes ne change rien à ces rapports, et doit avoir la même influence dans tous les cas ; seulement l'extraction d'un calcul volumineux étant plus facile à la taille sus-pubienne, et les difficultés de l'extraction augmentant le danger des accidens inflammatoires, dans les cas où la vessie est malade, cette méthode est préférable.

Il n'est pas exact de dire que la taille sus-pubienne ne donne jamais la mort par elle-même; car le sujet de l'observation vingt-neuvième est mort en 24 heures d'une hémorragie interne. A l'ouverture, la vessie était distendue par une quantité de sang en caillots, évaluée à deux livres; à la vérité on n'a pas trouvé de vaisseau lésé, et on a attribué l'hémorrhagie à des ulcérations; mais une simple hémorrhagie par exhalation peut-elle faire mourir un malade en 24 heures? Le sujet de la vingt-septième observation offre une lésion du péritoine, et il est mort deux jours après l'opération. Il n'y avait pas d'épanchement d'urine, mais cela ne prouve pas que ce liquide n'ait pas pénétré dans le ventre pendant la vie. Un autre sujet non ouvert est regardé par le rapporteur comme ayant succombé à une péritonite. Deux ont offert une rougeur de l'épiploon et un épanchement séreux dans le péritoine. L'infiltration (occasionnelle il est vrai) de l'urine dans le petit bassin a été vue une fois; enfin la suppuration de ce tissu cellulaire ou de celui de la fosse iliaque a été remarquée sur trois sujets. Il faut pourtant convenir que chez la plupart des malades il y avait des affections anciennes de la vessie ou des reins qui les mettaient dans des conditions défavorables.

Les conclusions sont que les cinquante dernières observations de M. Souberbielle sont dignes de l'attention de l'Académie. Remercîmens à l'auteur, que l'on engage à mettre à exécution le projet qu'il a manifesté de publier son mémoire.

Quant à la demande d'une commission pour assister aux opérations de taille et de lithotritie, c'est dans les hôpitaux que le grand procès doit être jugé (adopté) (1).

RÉFLEXIONS.

J'ai trouvé nécessaire d'insérer dans mon ouvrage ce rapport de M. Sanson, car il est remarquable sous plusieurs points de vue, qui sont les suivans.

1º La récidive peut arriver aussi après la taille, car sur quatre d'entre les malades traités par M. Souberbielle, l'opération a été déjà pratiquée une fois, et sur deux, trois fois ; on a donc eu tort d'accuser seulement la lithotritie, d'avoir laissé des fragmens.

2º La taille après la lithotritie n'est pas plus dangereuse, car sur 12 malades taillés qui ont été premièrement soumis à la lithotritie, 10 sont guéris.

3º La proportion des enfans calculeux aux adultes est dans ce résumé moins de 1 à 5 , car sur 50 malades il n'y en avait que 9.

4º La taille est bien moins dangereuse chez les enfans , car sur 9 opérés il n'y avait pas 1 de mort.

5º Sur 41 adultes, dont il fallait exclure 2 femmes ; il en est mort 11, c'est-à-dire que la taille en a guéri moins de 3 sur 4, et M. Souberbielle dit lui-même que la lithotritie guérit (nombre rond) moins de 4 malades sur 5 ; donc la lithotritie guérit plus souvent que la taille, même d'après l'opinion de M. Souberbielle.

6º Comment peut-on comprendre le chiffre de la statistique de M. Souberbielle, cité par M. Velpeau, où il dit que ce chirurgien n'a perdu que 17, sur 33 taillés ; tandis que l'on voit d'après ce rapport, qu'il

(1) Ce rapport est copié du nº 34 de la *Gazette médicale.*

a perdu par son procédé de taille sus-pubienne 11 malades sur 39 ?

7° Et enfin, que d'après M. Sanson lui-même, la lithotritie ancienne par perforation guérissait 3 malades sur 4 ; donc le broiement, quoiqu'alors encore imparfait, n'était pas plus dangereux que la taille. Et qu'y a-t-il à parler des résultats de la lithotritie actuelle ?

COMPARAISON

DE

LA LITHOTRIPSIE ACTUELLE

PAR PERCUSSION ET ÉCRASEMENT A L'AIDE DE L'INSTRUMENT
A DEUX BRANCHES,

AVEC

LA LITHOTRITIE

PAR PERFORATIONS SUCCESSIVES ET ÉCRASEMENT A L'AIDE
DE L'INSTRUMENT A TROIS BRANCHES.

———

D'après les discussions qui ont eu lieu à l'Académie, les principales questions relatives à la taille et au broiement de la pierre sont éclarcies; mais trouvant qu'on n'a pas suffisamment démontré la grande différence qui existe entre la méthode ancienne et la méthode nouvelle du broiement des calculs, j'entreprends de faire ici une comparaison entre ces deux méthodes. Je sais bien qu'il convient de la faire aux maîtres de la lithotritie qui ont découvert et perfectionné cette belle opération et excellent dans sa pratique; mais comme dans mes notes j'ai dit que MM. Velpeau et Sanson ont eu tort de juger la lithotritie d'après une méthode imparfaite et abandonnée, je tiens à prouver ma pensée, et je suis forcé d'entreprendre malgré moi cette tâche si pénible, de faire la comparaison des deux méthodes du broiement, uniquement dans le but de la vérité, pour l'utilité de la science, et principalement pour mes compatriotes. Pendant tout mon séjour à Paris, j'ai suivi les opérations des plus célèbres lithotriteurs, surtout de MM. Amussat et Leroy d'Étioles. Ils ont eu la bonté de m'expliquer, de me démontrer toutes les règles et tous les principes d'après lesquels ils font la lithotripsie pendant leurs opérations; et en faisant ici la comparaison de ces deux méthodes, je parle de ce que j'ai vu moi-même, ou bien entendu de ces messieurs, et enfin de ce que j'ai lu dans les ouvrages qui traitent ce sujet.

Lithotripsie.

§ 1. L'instrument percuteur est d'une simplicité remarquable ; il n'a qu'une seule partie, c'est une pince à deux branches fixes et solides , qui sert à remplir avec la plus grande facilité et rapidité trois fonctions : 1° saisir le calcul , 2° le maintenir , et 3° le détruire.

§ 2. Il résulte nécessairement de la simplicité de l'instrument la simplicité des manœuvres et la facilité avec laquelle on le manie , car la pierre saisie est déjà fixée, et quelques coups de marteau , ou bien une pression à la main ou avec une vis , suffisent pour la détruire.

§ 3. L'introduction de l'instrument dans la vessie est ordinairement facile , mais pas autant qu'on se le représente, car sa courbure s'y oppose quelquefois. On introduit alors préalablement une grosse bougie, et l'on introduit ensuite l'instrument ou en suivant la paroi supérieure antérieure du canal , ou bien en suivant la paroi postérieure inférieure , et déprimant alors la prostate. En général il faut avoir beau-

Lithotritie.

§ 1. L'instrument à trois branches, qui est celui qu'on employait le plus dans la méthode ancienne, est très compliqué ; il est formé de trois parties, la canule-gaîne, la canule-pince, et le perforateur. L'action bien combinée de ces trois parties de l'instrument est nécessaire dans les trois temps de l'opération : elle est donc bien plus lente et plus difficile.

§ 2. Manœuvrer dans la vessie avec un instrument si compliqué n'est pas chose facile. Pour saisir le calcul il faut ouvrir la canule-pince, en retirant la canule-gaîne et puis le perforateur ; sent-on la pierre entre les branches, il faut la saisir en fermant sur elle la pince par l'avancement de la canule-gaîne, et en même temps il ne faut pas oublier de faire avancer le perforateur. La pierre saisie, il faut bien serrer la canule-pince contre la canule-gaîne et la fixer par une vis. Enfin pour la détruire il faut employer l'action lente de la perforation à l'aide d'un archet. Lorsqu'on emploie l'écrasement, on ne fixe pas la canule-pince par la vis, mais avec une main il faut avancer la canule-gaîne, et avec l'autre exercer la pression sur la rondelle de la canule-pince et le cuivreau du perforateur, ou bien encore percuter avec le perforateur (1).

§ 3. Ordinairement l'introduction de l'instrument à trois branches est facile ; en suivant la paroi supérieure de l'urètre, on ne heurte point contre la prostate ; dès qu'on sent les os du pubis, on fait un petit mouvement

---

(1) Les instrumens lithotriteurs ont été beaucoup modifiés et on y a apporté quelques améliorations, par exemple le régulateur, etc. ; mais je parle ici, comme je l'ai déjà dit, de l'instrument à trois branches, qui est généralement employé.

Lithotripsie.

coup d'adresse et d'habitude pour savoir bien l'introduire.

§ 4. La recherche des calculs et des fragmens est
très facile, car l'instrument fermé présente une simple
sonde courbe qui peut parcourir tous les points de la
vessie, même derrière la prostate hypertrophiée.

§ 5. Saisir le calcul avec l'instrument à deux branches est très facile ; ce n'est point un jeu de hasard,
comme le prétend M. Civiale (1), car l'instrument percuteur est le seul instrument lithotriteur qui ait des
principes fixes pour trouver et saisir le calcul dans toutes ses positions. Voici les principes sur lesquels est
basé l'emploi de cet instrument.

Comme les calculs, à cause de leur poids, se trouvent
ordinairement placés dans le bas fond de la vessie, dans
sa partie postérieure et inférieure, lorsque le malade
est couché sur le dos, c'est donc naturellement là qu'il
faut les chercher.

Après s'être préalablement assuré par la sonde de la
présence de la grandeur approximative et de la position de la pierre, on introduit l'instrument dans la vessie, et sans l'ouvrir on parcourt avec le talon la paroi
postérieure de cet organe en inclinant le bec tantôt
d'un côté, tantôt d'un autre.

Dès que l'on touche la partie latérale du calcul, on

(1) Voyez *Mémoires de l'Académie*, tome IV, page 280.

de bascule pour suivre leur arc, et l'instrument entre
alors presque de lui-même dans la vessie. Quelquefois
l'introduction de l'instrument droit est difficile, lorsque
la prostate hypertrophiée empêche de faire le mouvement de bascule.

§ 4. La recherche des calculs et des fragmens est
assez difficile par l'instrument à trois branches, lorsqu'ils sont derrière le col de la vessie ou dans une vessie
à bas fond très déprimé; souvent il est presque impossible de sentir le calcul placé derrière la prostate
hypertrophiée.

§ 5. Il est très difficile de saisir le calcul avec l'instrument à trois branches. Voici comment on agit :
l'instrument introduit, on cherche à sentir le calcul avec
la pince fermée ; dès qu'on le touche, on ouvre devant
lui la pince en retirant la canule-gaîne et le perforateur, on saisit le calcul en l'embrassant avec la pince ,
et on la ferme sur lui par l'avancement de la canule-
gaîne, en retirant en même temps le perforateur.

Si l'on ne sent pas la pierre avec l'instrument, on ouvre la pince, on exécute des mouvemens de rotation ,
de demi-rotation de va et vient avec l'instrument, et
lorsqu'on sent, à l'aide du perforateur, que le calcul s'est
placé entre les branches de la pince, on agit de même
qu'il a été dit.

Lorsque la pierre est placée près du col de la vessie,
on retire l'instrument autant que possible près de lui ,
on l'ouvre, et on tâche de saisir le calcul après l'avoir
repoussé dans la vessie (1). Mais cette manœuvre est
douloureuse, car le col de la vessie, la partie la plus

____

(1) Ces règles ont été données par MM. les lithotriteurs eux-mêmes.

Lithotripsie.

fixe alors la tige femelle avec la main gauche, et l'on retire la tige mâle avec la main droite ; on incline légèrement l'instrument vers le côté de la pierre, et on la saisit, en ramenant la tige mâle vers la tige femelle.

Si le talon de l'instrument touche la partie supérieure du calcul, alors il faut le glisser légèrement sur le côté de la pierre, qui est située le plus près de la ligne médiane, comme partie la plus déclive de la vessie, sans perdre de contact le calcul, et agir après selon les règles ci-dessus indiquées.

Lorsque, pendant l'opération, la vessie se contracte avec force sur la pierre et l'instrument, il faut fixer la branche mâle de l'instrument avec la main droite, et faire avancer la branche femelle avec la main gauche, repoussant ainsi la vessie, et procéder comme il a été dit. De cette manière on agit sans aucun danger pour le malade. (Voyez l'observation d'Armandies.)

Chez les femmes il s'observe fréquemment que la matrice fait une saillie dans la partie médiane postérieure de la vessie ; alors la vessie présente sur les parties latérales de la matrice deux enfoncemens, deux bas fonds pour ainsi dire ; et la pierre ainsi que les fragmens peuvent se placer dans ces dépressions ; il faut dans ces cas saisir la pierre d'après les mêmes règles, mais ne pas oublier que la partie médiane postérieure de la vessie, au lieu d'être la plus déprimée, présente au contraire une saillie, et que les parties latérales étant déprimées, c'est là que viennent se loger les calculs et les fragmens. Cela peut s'observer aussi chez les hommes lorsque la partie médiane postérieure de cet organe fait saillie à cause d'une colonne ou d'une tumeur qui s'y trouve.

Il arrive quelquefois que le calcul sans être encha-

Lithotritie.

sensible de cet organe, se trouve dilaté par l'instrument ; elle est encore dangereuse, car on peut saisir la paroi de la vessie, les fongosités qui s'y trouvent, etc., si l'on ouvre l'instrument trop près du col.

Voilà toutes les règles pour l'instrument à trois branches. Leur définition est que l'on saisit le calcul lorsqu'on le sent, et quand il est près du col de la vessie, on le repousse si l'on peut. D'autres que moi trouveront peut-être l'application de ces principes facile ; quant à moi, je n'y vois qu'incertitude et doute.

Que faut-il faire si l'on ne parvient point à repousser le calcul du col de la vessie ?

Comment faut-il saisir le calcul dans une vessie à bas fond très déprimé, ou lorsque le calcul est placé dans un enfoncement qui lui est propre ?

Comment saisit-on les pierres aplaties ovoïdes ?

Comment saisit-on les pierres très grandes ?

Comment procède-t-on pour saisir les fragmens ?

Voici les principales questions qui ne sont pas décidées, et il en reste beaucoup d'autres encore.

Lithotripsie.

tonné ou enkysté, est logé dans un enfoncement qui lui est propre ; il faut alors incliner davantage le bec de l'instrument pour saisir le calcul ; mais si on ne le peut pas , il faut tourner l'instrument de manière que son bec soit dirigé vers la face postérieure de la vessie : on touche avec lui le calcul, on s'assure que l'on est sur le milieu ; sans changer de direction on ouvre les deux branches, on les plonge, et en les rapprochant on saisit le calcul.

Si la pierre est placée derrière une prostate hypertrophiée fongueuse, et que l'instrument passe au-dessus du calcul sans même presque effleurer sa face supérieure, on exécute alors un mouvement de bascule pour déplacer le calcul dans le milieu de la vessie.

Si la pierre ne se déplace pas, il faut tâcher de placer l'instrument sur un de ses côtés , et de la saisir comme il a été dit plus haut.

Si enfin on ne peut pas le faire non plus, il faut recourir à la taille.

Si l'on ne trouve pas la pierre , ou bien s'il ne reste que des fragmens dont la présence quelquefois ne puisse être sentie, car, à cause de leur légèreté, ils fuient l'instrument, alors on agit de même que si l'on avait senti la pierre , on déprime encore le bas fond ; souvent alors les fragmens viennent d'eux-mêmes se placer entre les deux branches de l'instrument (voyez l'observation de Barsal). La facilité avec laquelle on saisit les fragmens sans les sentir est incroyable , si l'on n'a pas vu par soi-même.

En dernier lieu , pour s'assurer si tous les fragmens sont broyés et expulsés, on fait l'exploration en agissant comme il a été dit dans le paragraphe précédent. Enfin, après avoir tourné le bec de l'instrument vers la face postérieure de la vessie, on l'ouvre et on le

Lithotritie.

Lithotripsie.

ferme sans presque la toucher. Ainsi l'on parcourt en fermant l'instrument tous les points de la surface postérieure de la vessie , et lorsqu'on finit par ne plus rien rencontrer , on peut être sûr qu'elle ne contient plus aucun fragment. A tout ce que j'ai dit sur les règles pour saisir les calculs dans la vessie , je n'ai besoin que d'ajouter que l'on ne ferme complètement l'instrument que lorsqu'on veut le retirer , sinon on laisse toujours un écartement de 2 à 3 lignes entre ses branches (1).

(1) Pour tous ceux qui seront à Paris et voudront étudier la lithotripsie, je recommande le cours pratique de cette opération que fait chaque mois M. Labat ; il expose la théorie de cette opération et fait manœuvrer ses élèves sur la table, dans une vessie et sur le cadavre, d'après la méthode de M. Amussat. Lire des livres et voir des lithotrities, c'est insuffisant : il faut acquérir l'habitude soi-même, et c'est cela que l'on apprend avec la plus grande facilité dans les excellens cours de M. Labat.

Lithotritic.

Lithotripsie.

§ 6. Voilà les principales règles d'après lesquelles j'ai vu agir MM. les lithotriteurs de Paris dans ces différens cas. Chacun pourra voir que suivant ces principes on peut :

1º Saisir avec facilité les calculs presque dans toutes leurs positions ;

2º Que la grandeur des calculs n'est plus une contre-indication, car l'instrument peut s'ouvrir autant qu'on le désire, et en même temps occuper fort peu de place.

3º Les pierres qui remplissent toute la vessie, surtout lorsque cet organe se contracte sur elles, sont les seules qui excluent l'emploi de l'instrument percuteur, car alors il n'y a aucune possibilité de l'ouvrir ; mais M. Amussat cherche à trouver un procédé tout particulier pour détruire ces énormes calculs.

4º Les pierres sphériques qui pourtant ne se rencontrent pas souvent, ne présentent point de difficultés pour être saisies avec l'instrument.

5º Les pierres ovoïdes et aplaties, qui constituent le plus grand nombre des calculs vésicaux, sont saisies avec facilité, car les deux plans du calcul se prêtent très bien aux deux branches de l'instrument.

6º Et enfin les fragmens sont saisis avec plus de facilité encore, et ne peuvent point échapper à la recherche de cet instrument ; il est plus difficile de les saisir avec les tenettes dans une vessie ouverte.

§ 7. La simplicité de l'instrument et les principes sur lesquels est basé son emploi, font que le premier temps de l'opération, celui de trouver le calcul et de le saisir

Lithotritie.

§ 6. Pour ce qui concerne l'action de l'instrument à trois branches, voici les conclusions que je déduis des manœuvres qu'on fait avec lui dans le premier temps de l'opération.

1º La pierre ne peut être saisie avec facilité que lorsqu'elle est placée dans le milieu de la vessie ;

2º Si au contraire elle est près du col de la vessie, surtout derrière la prostate engorgée, il est impossible de la saisir si l'on ne parvient pas à la déloger. Il est dangereux dans ce cas d'employer cet instrument, car on peut pincer la vessie, et saisir les fongosités de la prostate si elles se trouvent.

3º Il est très difficile de saisir la pierre dans une vessie à bas fond très déprimé.

4º Il est plus difficile encore de la saisir lorsqu'elle se trouve dans un enfoncement qui lui est propre.

5º On ne peut point saisir de trop grandes pierres avec cet instrument.

6º Il est impossible de saisir une pierre remplissant toute la vessie.

7º Les pierres qui se rapprochent de la forme sphérique, sont les seules qui puissent être bien saisies avec l'instrument à trois branches.

8º Les pierres tant soit peu aplaties s'opposent à l'emploi de cet instrument, car il est impossible de bien les saisir avec les trois branches de la pince.

9º Il n'y a point de règle pour saisir les fragmens, et les dernières recherches avec l'instrument à trois branches ne sont pas faciles.

§ 7. La complication de l'instrument et le manque de principes dans beaucoup de cas font que le premier temps de l'opération est long et laborieux.

Lithotripsie.

s'accomplit avec beaucoup de facilité, et avec une vitesse presque incroyable.

§ 8. Si l'on procède sans tâtonnement et d'après des règles fixes, l'instrument à deux branches ne cause pas ces douleurs, dont l'accuse si gratuitement M. Civiale (1). Certainement chacun comprendra que les douleurs devront être insupportables si l'on exécute, comme le prétend M. Civiale, des mouvemens répétés, étendus en tous sens de va et vient d'avant et arrière et de demi-rotation, lorsqu'on frottera on *grattera* la vessie, et l'on ouvrira et l'on fermera l'instrument successivement jusqu'à ce que la pierre y soit invariablement placée. Mais est-ce ainsi qu'il faut agir? Au moins je n'ai pas vu se réaliser ce que dit M. Civiale chez aucun des chirurgiens qui savent employer cette méthode.

§ 9. Les manœuvres qu'on emploie dans le premier temps de l'opération sont si faciles, qu'il est très aisé de saisir le calcul dans le sens le plus convenable. Le calcul

(1) Voyez *Mémoires de l'Académie*, tome IV, page 249 et 254.

Lithotritie.

§ 8. Il serait trop long d'énumérer tout ce qui regarde les douleurs que produit la lithotritie, mais j'invoque en témoignage ce qu'a dit M. Lisfranc à l'Académie dans la séance du 2 juin. Il parle ainsi :

« Voici en effet comment les choses se passent : on » explore d'abord la vessie, distendue par l'urine ou » par une injection, puis on évacue le liquide ; l'or- » gane revient alors sur lui-même et embrasse l'instru- » ment avec une telle force, que celui-ci malgré son » poids, et sans être soutenu, demeure maintenu » dans sa position presque perpendiculaire à l'ho- » rizon et à l'axe du corps ; les calculs ou les frag- « mens des calculs sont donc nécessairement rame- " nés contre les branches, et vont pour ainsi dire » au-devant. Cette rétraction de la vessie est si réelle » et si forte, que chez beaucoup d'opérés ces der- » nières explorations sont plus pénibles que l'opéra- » tion même. Ainsi, lorsque dans la dernière séance » que je subis, mon calcul étant détruit depuis long- » temps, on explora la dernière fois la vessie vide, je » la sentis qui se contractait avec une telle force sur » l'instrument, que la douleur dépassa tout ce que » j'avais senti jusqu'alors, et il fallut attendre quel- » ques minutes que ce spasme eût diminué. »

Après cela, dira-t-on que la lithotritie par l'instrument à trois branches cause peu de douleur ?

§ 9. Le second temps de l'opération, celui de fixer le calcul, se fait facilement avec l'instrument à trois branches, lorsqu'on l'a bien saisi, qu'il est aplati, et

Lithotripsie.

bien saisi est déjà fixé et le second temps de l'opération n'existe pas dans cette méthode. Le calcul ne tend point à s'échapper; cela pourrait arriver lorsqu'il est mal saisi, mais alors on le reprend dans une seconde, car il reste près de l'instrument.

Lithotritie.

qu'enfin sa grandeur est proportionnée à l'instrument. Mais comme la pince est élastique, elle a une tendance à s'échapper de la canule-gaîne ; il faut donc la maintenir bien fixée contre la canule-gaîne, et serrer la vis qui rend immobile la canule-pince lorsqu'on veut agir par des perforations.

Il ne faut pas croire, comme le prétend M. Civiale (1), « que l'on ne ferme la pince qu'après s'être » assuré, au moyen du lithotriteur, que la pierre est » engagée convenablement dans l'instrument. » Je puis affirmer le contraire ; car j'ai vu M. Civiale *bien plus souvent fermer la pince sans saisir le calcul.* Je prouverai donc ici que cette prétendue précision ne peut point exister dans l'instrument à trois branches. En voici les raisons :

1° La pierre peut se placer en partie entre deux branches de la pince ouverte ; on sent par le perforateur qu'elle est prise ; on veut fermer la pince, et comme la plus grande partie du calcul est hors des pinces, nécessairement le calcul doit échapper.

2° Par la raison indiquée, la même chose arrive lorsque le calcul n'est que partiellement saisi par les crochets de la pince.

3° Si la pierre est aplatie, elle échappe, car les trois branches ne peuvent pas bien l'embrasser.

4° Souvent il arrive qu'en même temps que l'on sent le calcul entre les branches, à l'aide du perforateur on le chasse, on ferme l'instrument, et le calcul n'est pas saisi.

5° Souvent on croit avoir saisi le calcul, et c'est la

____

(1) Voyez *Mémoires de l'Académie*, tome IV, page 254.

Lithotripsie.

§ 10. La pierre saisie et fixée, on procède à sa destruction soit par la percussion si la pierre est grande, soit
par la pression si elle est petite, friable, ou bien si ce ne
sont que des fragmens. Quelle que soit la dureté de la
pierre, on parvient à la briser en la percutant assez long-
temps sans augmenter la force des coups. Si, ce qui
n'est point pourtant jamais arrivé, la pierre étant trop
dure, résistait à la percussion, il faut la perforer une
fois avec le perforateur de M. Amussat, muni d'une
fraise à développement et la faire éclater ; après il faut
continuer l'opération avec l'instrument à deux branches.

Il ne faut point agir par la pression et percussion si-
multanées, car alors on peut risquer de briser ou de
fausser l'instrument. Le moyen le plus sûr c'est de percuter ou d'écraser par la pression à la main seulement.

La promptitude de la destruction des calculs par

Lithotritie.

tête du perforateur qu'on a retirée trop en arrière, et qui s'est engagée entre la pince.

6° Lorsqu'on ferme la pince et que l'on ne retire pas suffisamment le perforateur, alors il chasse le calcul hors des pinces.

On ferme donc très souvent l'instrument sans ressaisir le calcul; cette action de fermer et d'ouvrir un instrument à trois branches, qui touche sur tant de points la vessie, n'est-elle pas excessivement douloureuse? et les mouvemens de va et vient avec tout l'instrument d'avant en arrière, de rotations et de demi-rotations avec la pince ouverte, pour saisir le calcul, ne causent-ils pas aux malades des souffrances bien plus grandes que celles que produit l'instrument à deux branches?

§ 10. Lorsque la pierre est saisie et fixée, si elle est dure et assez considérable, on la mine par une ou plusieurs perforations, et puis on l'écrase par la pression exercée sur la rondelle de la pince et le cuivreau du perforateur; mais pour chaque perforation, il faut lâcher le calcul et le ressaisir dans un autre sens, lorsque la pierre est petite et friable, ou si ce ne sont que des fragmens, on les écrase sans perforations. Ai-je besoin de prouver que la destruction par cette opération est bien plus lente? Sans doute non; chacun le comprendra lui-même.

Lithotripsie.

l'instrument à deux branches, n'est contestée par personne. Tous les malades que j'ai vu être opérés par cette méthode n'ont senti aucune douleur pendant la percussion. L'instrument étant bien tenu dans l'étau, toute la force de la percussion est concentrée dans le calcul, retenu dans les branches recourbées de l'instrument; seulement il faut avoir la précaution de le maintenir dans la vessie, de manière qu'il ne prenne pas un point d'appui sur sa surface.

§ 11. On objecte à la lithotripsie l'inconvénient de ne pouvoir quelquefois entièrement fermer l'instrument à cause du détritus qui s'engage entre ses branches; voici à l'aide de quel moyen M. Amussat évite constamment ce grave accident. Avant de retirer l'instrument il l'ouvre, le place sur le côté dans son étau, et il frappe avec le marteau l'instrument ouvert, puis il le ferme en maintenant bien le bec en haut, car si l'on ne faisait pas ainsi, les fragmens viendraient contre la volonté du chirurgien se placer dans l'instrument : telle est la grande facilité de les saisir.

§ 12. L'instrument à deux branches exige moins de séances, car la destruction du calcul est bien plus rapide, et les séances durent de 2 à 10 minutes et pas plus.

§ 13. Comme le calcul est broyé en moins de séances, on peut broyer des grosses pierres très dures, et la lithotripsie présente moins de danger.

Lithotritie.

§ 11. M. Civiale prétend qu'on peut extraire quelques parcelles de calcul (1). Il est évident qu'il admet ici pour règle ce que, dans la possibilité même, on blâme dans l'instrument à deux branches. Je crois qu'il est dangereux d'extraire ces parcelles de calculs, car on peut érailler, déchirer l'urètre, ce qui constitue un des accidens très graves.

§ 12. Comme les manœuvres avec l'instrument à trois branches sont bien plus longues et bien plus compliquées et le mode de destruction moins puissant, il en résulte nécessairement que le calcul exige bien plus de séances de la même durée.

§ 13. Les dures et grosses pierres sont une contre-indication à la lithotritie, non-seulement à cause de

____

(1) Voyez le tome IV, page 262 des *Mémoires de l'Académie.*

§ 14. On peut opérer sans danger à sec, car l'instrument demande fort peu de place pour être développé, et il présente toutes les garanties possibles pour ne pas léser la vessie. (Voyez à la fin l'observation d'Armandies.)

Lithotritie.

la difficulté de les saisir, mais encore à cause des séances trop nombreuses, ce qui augmente beaucoup les dangers de la lithotritie.

§ 14. Lorsque la vessie se contracte et chasse les liquides, il est impossible d'opérer sans danger, à sec, car la pince demande assez de place pour être développée. Si l'on veut, dans ce cas, l'ouvrir, on distend la vessie, qui se contracte alors avec plus de force encore, et l'on peut la pincer.

Chacun pourra voir de la comparaison que je viens de faire, que la lithotritie (méthode par l'instrument à deux branches) est infiniment préférable à la lithotritie (méthode par l'instrument à trois branches), et on pourra comprendre aussi la raison pour laquelle je disais dans mes notes que, lorsqu'il s'agit de la lithotritie, il ne faut pas la juger d'après des relevés de la méthode ancienne. Ce sont deux méthodes essentiellement différentes : la lithotritie par perforation est l'enfance pour ainsi dire du broiement ; la lithotritie est la perfection de cette branche de la chirurgie. En effet, on peut, par cette méthode, saisir et fixer facilement la pierre, et la détruire avec une grande promptitude ; et on agit toujours d'après des principes et avec une précision rigoureuse. Après ce que je viens de dire, il ne reste qu'à parler sur les questions suivantes :

1° Où finissent les explorations, et quand commence l'opération ? Sur ce point il ne faut pas s'abuser : lorsqu'on introduit l'instrument dans la vessie, sans l'ouvrir, ce n'est pas une opération ; mais dès qu'on l'ouvre et qu'on cherche le calcul, c'est déjà l'opération; car si l'on renonce à lithotritier après ces essais, quelle en est la cause ? C'est l'insuffisance de cette opération pour ce cas. Ces essais ne sont rien autre chose que l'opération même ; et il ne faut pas les faire, car souvent ils sont plus dangereux que l'opération dans laquelle on a broyé le calcul, puisqu'on y fait bien plus de recherches et de tâtonnemens vains qui irritent et enflamment la vessie, et causent souvent des accidens graves et parfois mortels. M. Civiale a tort de comparer ces manœuvres au cathétérisme ; mais, par bonheur, personne ne suit en cela son exemple.

2º Un lit particulier, celui par exemple, de M. Heurteloup, et un point fixe, sont-ils nécessaires pour la
lithotritie ?

On peut très bien s'en passer sans aucun inconvénient. M. Amussat fait arranger sur chaque lit, quel
qu'il soit, le matelas, de façon que le bassin est relevé
de même que la tête, et le corps se trouve abaissé ; il
obtient cela en repliant les deux extrémités du matelas et en plaçant sous l'extrémité sur laquelle doit être
couché le bassin une planchette pour donner un
point d'appui plus considérable. De cette façon, le
bassin est relevé, et tous les muscles de l'abdomen
sont relâchés. Sur un lit ordinaire le malade est placé
transversalement, et on place sur le bord du lit sous
le matelas, quelques planchettes pour relever le bassin.
Pour faire un mouvement de bascule, il ne faut que
faire relever aux aides le bassin du malade. Les pieds du
matelas sont placés sur deux chaises posées près du
lit. Pour le chirurgien, il est bien plus commode de
ne point traîner après lui un lit, cela épargne au malade
beaucoup de frayeur et d'inquiétude.

M. Amussat ne se sert point non plus des points
fixes, il les regarde comme dangereux, car, au premier mouvement que le malade fait, le point fixe ne
pouvant le suivre, on peut blesser le col de la vessie
et produire de graves accidens. Il se sert d'un étau mé-
tallique à main de son invention, dont la pince est
formée par deux masses de plomb. Il a tous les avantages du point fixe, car étant maintenu par deux aides, il ne permet pas à l'instrument de faire le moindre
mouvement pendant la percussion, et il n'en a point les
inconvéniens. D'ailleurs il est plus portatif, et la manœuvre que necessite le placement de cet étau étant bien
plus rapide que celle du point fixe, il abrége de beaucoup
l'opération. En dernier lieu, l'étau à main étant libre, suit
l'instrument, et ce n'est point l'instrument qui doit sui-

vre l'étau , comme cela est dans le point fixe. J'y trouve
déjà deux avantages : le premier est d'éviter le danger de faire la percussion dans une position dés-
avantageuse de l'extrémité verticale de l'instrument;
le second est le suivant : si l'on voulait placer dans
une position convenable l'instrument sur le point
fixe , il faudrait alors faire éprouver souvent des mouvemens non-seulement à l'instrument, mais aussi au
malade ; et, dans ce cas, il ne sera point rare de lâcher
la pierre. Enfin, je dis que pour les causes ci-dessus dé-
signées , l'étau à main de M. Amussat est le meilleur
moyen pour soutenir l'instrument, moyen sans aucun
danger , et qui est presque généralement adopté.

5° Enfin, que faut-il faire lorsque les fragmens
s'arrêtent dans l'urètre? Si, comme cela arrive souvent, un fragment s'est arrêté près du col de la vessie , il faut toujours tâcher de le repousser dans la vessie à l'aide d'une grosse sonde et d'un doigt introduit
dans le rectum. Si le fragment s'est arrêté dans la partie spongieuse de l'urètre, comme on le voit fréquemment arriver, surtout près de la fosse naviculaire , il
faut le retirer à l'aide de la curette articulée de M. Leroy. J'ai vu que ces deux moyens suffisent toujours.
Mais si un fragment était anguleux , et était pour ainsi
dire enclavé dans les parois de l'urètre enflammées et
tuméfiées, et qu'on ait eu peur de les érailler en le
retirant, on peut employer la curette de M. Leroy, à
laquelle j'ai adapté un système de perforation et d'é-
clatement (1). Mais, en général, il faut éviter autant

______

(1) On peut avoir cet instrument chez M. Charrière, à Paris, rue de
l'École-de-Médecine, n° 7 bis. Je recommande ce coutelier habile comme
un des meilleurs que je connaisse, et quant aux instrumens de lithotritie ,
il les confectionne avec beaucoup de soin et toutes les garanties nécessaires
de solidité.

que possible les manœuvres de broiement dans l'urètre, car elles peuvent produire des accidens graves ;
mais ni le broiement ni l'incision ne m'ont jamais paru
nécessaires.

Je termine en disant que l'instrument à deux branches est celui qu'il faut employer maintenant, car il
est très simple, la manœuvre en est très facile ; il est
applicable dans tous les cas où le broiement est praticable ; il n'offre aucun danger et détruit la pierre avec
la plus grande rapidité.

QUELQUES

RÉFLEXIONS

SUR

L'EMPLOI DE L'INSTRUMENT DE M. JACOBSON.

Je venais de finir mon travail lorsque M. Velpeau pratiqua une opération de lithotritie à la Charité ; ce chirurgien a préféré l'instrument de M. Jacobson à celui de M. Heurteloup. Je m'étonnai beaucoup de voir que M. Velpeau, qui prétend connaître si bien le broiement du calcul, ait fait ce choix. J'ai présenté la comparaison détaillée de la lithotripsie et de la lithotritie ; et je l'ai trouvée d'autant plus nécessaire, que M. Civiale s'obstine encore à donner la préférence à l'instrument à trois branches. J'ai donc cherché à prouver les avantages immenses de l'instrument percuteur, afin de démontrer que ce lithotriptiste si connu se trompe. Mais M. Velpeau n'étant pas du tout célèbre dans la pratique de cette opération, son opinion n'est certainement pas d'une si haute importance dans cette question ; c'est pourquoi je n'entrerai point dans tous les détails de la manœuvre avec l'instrument de Jacobson ;

mais je jetterai un coup-d'œil rapide sur les imperfections de cet instrument comparé à l'instrument de M. Heurteloup, pour rendre cet ouvrage plus complet.

Cependant avant tout il est bon de parler de l'opération de M. Velpeau, qui avait dans le même temps trois calculeux à traiter : sur deux d'entre eux il s'est décidé à faire la lithotritie presque à regret; et sur un seulement il a pratiqué la taille ; donc cela montre que la lithotritie est praticable sur un plus grand nombre de calculeux; mais je laisse cette circonstance, car on pourra m'objecter que trois cas ne prouvent rien, et j'arrive au fond de la question.

Comment M. Velpeau a-t-il fait la lithotritie ? lui qui s'est vanté à l'Académie de la connaître mieux que ceux qui en parlent sans cesse, et qui cependant est venu prédire que le jugement qu'il a porté contre elle, sera adopté pleinement dans dix ans ? c'est que M. Velpeau ne peut pas se refuser toujours à l'évidence : témoin l'opération nouvelle de lithotritie qu'il vient de se croire presque obligé de faire à l'hôpital de la Charité. En produisant sommairement ici l'histoire de cette opération, on pourra juger si de semblables connaissances sontsuffisantes pour venir traiter à l'Académie une question importante !!!

OPÉRATION DE LITHOTRITIE,

PRATIQUÉE LE 21 AOUT A LA CHARITÉ.

Par M. Velpeau.

—

J'ai dit que de tous les instrumens brise-pierre, c'est à l'instrument de Jacobson que M. Velpeau donne la préférence, et voici selon lui les motifs qui justifient ce choix : on évite les ébranlemens produits par le choc du marteau, ébranlemens qui se communiquent aux parois de l'urètre et de la vessie, et qui, d'après lui, sont douloureux. Cet instrument ne peut briser les grosses pierres et doit par cela même être un objet de préférence ; ca si une pierre est trop grosse pour cet instrument, elle sort du domaine de la lithotritie. Les opérations qui se pratiquent chaque jour à Paris prouvent combien cette opinion est erronnée. Après ces quelques réflexions, M. Velpeau procède à l'opération : il fait coucher le malade sur le lit, les jambes pendantes, soutenues par des aides. Cette position paraissait fort incommode pour le malade et pour l'opérateur, car les aides devaient nécessairement le gêner. L'instrument de Jacobson ayant été introduit, M. Velpeau trouva seulement la pierre et la chargea ; il eut le soin de faire faire à l'instrument quelques mouvemens d'avant en arrière, afin de s'assurer que la vessie n'était pas prise entre les mors, puis au moyen du volant il fit éclater le calcul, il ferma même complètement l'instrument, ce qui est une faute un peu grave, car on s'expose ainsi à pincer la muqueuse qui peut s'être repliée sur la pierre. Les fragmens furent successivement pris et brisés avec assez de facilité, quoique l'opérateur ne montrât pas une grande habitude. L'opération dura bien un quart d'heure ; au bout de ce temps M. Velpeau voulant retirer l'instrument, négligea le conseil que donnent tous les praticiens de frapper sur l'instrument quelques coups secs pour débarrasser ses mors ; aussi fut-il arrêté dans le canal, et toutes les personnes qui entouraient l'opérateur ont pu s'apercevoir que les mors de l'instrument étaient chargés de petits fragmens anguleux teints de sang, et ce sang ne pouvait provenir que de la déchirure du canal, puisque pendant la perforation il ne s'en était pas écoulé une goutte !!!

Voilà tout ce que je dis sur ce sujet ; je ne veux point m'étendre davantage, laissant au lecteur la faculté de juger et d'apprécier les paroles et les actes de M. Velpeau. Je vais parler maintenant de l'instrument de M. Jacobson.

Je suis loin de vouloir déprécier l'instrument de M. Jacobson ; il est très ingénieux, d'une idée tout-à-fait originale, et extrêmement simple ; mais ce n'est point cela qui doit guider le chirurgien dans la préférence qu'il donne à tel instrument ou à tel autre.

Il s'agit de savoir si cet instrument est applicable dans un plus grand nombre de cas , avec plus de facilité et moins de danger que les autres instrumens.

Ce brise-pierre articulé peut, avec beaucoup de facilité, saisir les calculs d'une grosseur moyenne dans le milieu de la vessie ; il peut les écraser aussi lorsqu'ils ne sont pas durs. Un calcul moyen vient presque de lui-même se placer dans l'anse de l'instrument.

Mais dès que le calcul est un peu volumineux, il ne peut pas le saisir , ce fait est connu de tous ceux qui pratiquent la lithotripsie.

La dureté des calculs et leur forme aplatie s'opposent aussi à l'emploi du brise-pierre articulé, on ne peut donc écraser avec lui que des calculs moyens et friables.

Les calculs petits ou les fragmens ne peuvent être saisis facilement avec l'instrument de Jacobson, car son anse empêche de l'incliner suffisamment et de les chercher comme il faut dans la vessie.

Il en résulte nécessairement que l'emploi de cet instrument est restreint aux calculs moyens et friables ; et qu'on ne peut pas même terminer toujours le broie-

avec cet instrument, car il rend difficile la recherche des fragmens, et ne permet pas de s'assurer positivement s'il ne reste aucune parcelle de la pierre dans la vessie.

Quel est donc le domaine de cet instrument? Le voici : on peut commencer le broiement des calculs mous et friables, avec beaucoup de facilité et sans danger; mais pour être bien sûr que la vessie est entièrement débarrassée des fragmens, il faut souvent terminer l'opération avec un autre instrument.

On voit d'après cela que les limites de l'emploi de l'instrument de M. Jacobson sont très resserrées; je ne veux point parler ici de ses autres inconvéniens, tels que de pincer la vessie près de son col; la difficulté de bien fixer la pierre; l'impossibilité de saisir les calculs près du col de la vessie, ou placés dans un enfoncement qui leur est propre; la douleur que produit le développement de cette grande anse de l'instrument dans une vessie revenue sur elle-même, etc., etc.

La découverte de cet instrument était précieuse lorsque celui de M. Heurteloup n'existait pas, car on pouvait commencer avec l'instrument à trois branches et continuer avec le brise pierre de M. Jacobson ; mais à présent il est devenu absolument inutile : l'instrument de M. Heurteloup le remplace toujours ; et j'ai prouvé, dans le chapitre précédent, que le percuteur peut s'appliquer avec le moins de dangers et le plus de facilité possible; dans tous les cas où la lithotritie est praticable ; c'est pourquoi il est évident que l'instrument de M. Heurteloup est préférable à tous les autres, et que M. Velpeau a eu tort de choisir l'instrument de Jacobson comme le meilleur. La preuve la plus manifeste de la vérité de mes paroles est que cet instrument n'est employé par aucun lithotriptiste connu.

En employant cet instrument, M. Velpeau a donc montré que, tout en paraissant connaître la théorie de la lithotripsie, il était loin d'être au niveau de la pratique actuelle de cette opération.

LITHOTRIPSIE

BROIEMENT D'UNE PIERRE MURALE DE 18 LIGNES DE DIA-
MÈTRE, PRATIQUÉE PAR M. AMUSSAT, SUR UN VIEILLARD
DE 81 ANS, ET DANS LES CIRCONSTANCES LES PLUS DÉ-
FAVORABLES.

PREMIÈRE OBSERVATION,

Recueillie par M. Delcroix.

M. le comte d'A..., âgé de quatre-vingt-un ans, demeurant rue du Puits, nº 8, remarquable par sa mai-
greur et sa décrépitude, éprouva, à l'âge de soixante
ans, quelques douleurs à l'extrémité de la verge et un
peu de difficulté à rendre ses urines, dont le jet s'in-
terrompait quelquefois brusquement. On parlait alors
beaucoup de la pierre; il se crut atteint de cette maladie, mais ses douleurs ayant bientôt cessé, il n'y songea plus.

Dix-huit ans plus tard il ressentit encore les mêmes
douleurs; mais cette fois elles étaient plus vives et
presque incessantes. L'excrétion de l'urine était douloureuse, et l'envie d'uriner revenait au moins toutes
les heures.

Cet état durait depuis six mois, quand, sans cause
connue, sans médication aucune, les accidens dispa-
rurent; et le malade se crut guéri. Il ne lui restait en
effet de son mal qu'un peu de fréquence dans les
urines.

La santé de M. le comte se soutint assez bien encore pendant les deux années qui suivirent; mais au mois de juillet 1833, il remarqua dans ses urines une matière blanchâtre, épaisse et gluante, qui tenait au fond du vase; et huit jours après on trouva, un matin, le vase rempli de sang presque pur.

M. le comte n'avait rien remarqué pendant la nuit, si ce n'est qu'il urinait plus abondamment que de coutume. Des sangsues appliquées au périnée eurent le double avantage d'arrêter l'hémorrhagie et de faire disparaître le catarrhe presque en totalité.

Le soulagement avait été notable; il fut court. Peu après le catarrhe reprit son intensité première, et les douleurs, faibles d'abord, redevinrent si vives, qu'elles mettaient quelquefois le malade dans l'impossibilité de garder ses urines. Le bi-carbonate de soude et les eaux de Pougues, administrés successivement, ne firent qu'aggraver le mal.

Fatigué d'un état aussi fâcheux, M. le comte se décida à se faire sonder pour savoir si l'on ne trouverait point dans sa vessie la cause de toutes ses souffrances.

Le cathétérisme, pratiqué par un habile praticien appelé à cet effet, lui fit reconnaître la présence d'une pierre dans cet organe. Il la trouva si dure et si volumineuse, qu'il dit que ce serait folie de songer à la lithotripsie, et il proposa de suite la taille. Le malade avait consenti à se soumettre à cette opération; on avait déjà tout disposé pour la faire, lorsque la veille du jour convenu, M. Guersent, appelé en consultation, engagea les parens à attendre et à prendre l'avis des personnes qui s'occupaient spécialement du broiement de la pierre. Ce conseil fut goûté, et dans les premiers jours de février 1834, on fit appeler M. Amussat. Il fut d'accord avec son habile confrère sur le volume et la dureté de la pierre; mais, contrairement à lui, malgré

le grand âge du malade, malgré l'existence d'un catarrhe sanguinolent très abondant, il pensa que la lithotripsie était applicable, et qu'elle triompherait de
toutes les difficultés.

Le 20 février on pratiqua la première opération. La
pierre, malgré sa dureté extrême, est brisée trois fois;
deux fois elle marque dix-huit lignes, et la troisième
fois onze lignes seulement. Les manœuvres qu'on fait
pour charger la pierre sont peu douloureuses, et l'action du marteau est tellement amortie par l'étau dont
se sert M. Amussat, que le malade, loin de s'en
plaindre, assure que le moment de son action est pour
lui un temps de repos, et que tous ces coups, répétés
en cadence, résonnent agréablement à son oreille.

Cette opération n'entraîne aucune espèce d'accidens. Quelques fragmens noirs, recouverts à leur surface d'une couche blanchâtre, sont expulsés de la vessie.
Le catarrhe et les douleurs paraissent avoir un peu diminué. Cependant le malade se plaint que ses urines
ressemblent à de l'eau bouillante qui traverserait son
canal.

24 février, deuxième opération. En douze minutes,
on brise neuf fragmens, dont la plupart avaient quinze,
seize et dix-huit lignes. Leur dureté est si considérable,
que M. Amussat, quoique bien convaincu de la solidité
de son instrument, éprouva plusieurs fois la crainte
de le voir faiblir. L'opération, heureusement terminée,
a pour résultat l'expulsion de nombreux fragmens.
Quelques-uns, plus volumineux, s'étant arrêtés au milieu du canal, sont facilement extraits par M. Delcroix.
Le passage des urines détermine toujours une cuisson
très douloureuse.

4 mars, troisième opération. En un quart d'heure
on détruit quatorze fragmens, dont les plus gros n'a-
vaient que douze, dix et huit lignes. Le malade redoute
si peu l'opération, et elle est en effet si peu doulou-

reuse, qu'aussitôt l'instrument retiré de sa vessie, il se remet à causer aussi gaîment qu'il l'avait fait avant son introduction. Il rend beaucoup de morceaux de toutes dimensions, le catarrhe diminue, l'appétit augmente, il n'y a pas de fièvre, les nuits sont assez bonnes, et les urines limpides, mais toujours brûlantes.

8 mars, quatrième opération. On débarrasse le canal de quelques fragmens qui s'y étaient arrêtés; puis en dix minutes on écrase douze fragmens, dont trois de six lignes, et les autres de quatre, trois et deux lignes seulement. Cette opération a des suites aussi heureuses que les précédentes.

13 mars, cinquième opération. En vingt minutes on brise trente-deux fragmens, dont quelques-uns de neuf lignes, et les autres de sept à deux lignes. Beaucoup plus longue que les autres, cette opération n'a pourtant pas fait souffrir davantage. Beaucoup de morceaux sont expulsés; les urines demeurent limpides et brûlantes. Le catarrhe disparaît tout-à-fait.

20 mars, sixième opération. En douze minutes on détruit dix-huit morceaux, dont les plus volumineux n'avaient que dix-huit lignes. Le malade, après avoir rendu beaucoup de détritus, se trouve dans le même état qu'après les opérations.

Le 27 mars on ne trouve plus rien dans la vessie, ni avec la sonde, ni avec l'instrument.

Le 7 avril on pratique de nouveau le cathétérisme sans rien découvrir. A quelques temps de là, deux vésicatoires ammoniacaux sont appliqués sur l'hypogastre et recouverts d'hydrochlorate de morphine; ils diminuent les douleurs causées par le passage des urines pendant deux ou trois jours seulement.

Depuis un mois environ, il n'était survenu aucun changement dans la position de M. le comte, lorsque, le 20 avril, après avoir éprouvé des douleurs beaucoup plus vives que de coutume, il rendit encore un fragment volumineux. On espérait que cet événement serait le signal d'une amélioration considérable dans sa santé ; ce fut le contraire : il y eut pendant un mois un peu de fièvre, du vague dans les idées, une inappétence complète, de l'abattement, beaucoup de somnolence et une constipation opiniâtre. M. Récamier, appelé en consultation, conseilla, avec MM. Cazenave et Amussat, l'usage du lait d'ânesse.

Au bout de quinze jours, tous les accidens avaient disparu : les idées avaient repris leur netteté ; l'appétit s'était réveillé, les selles étaient devenues régulières, mais le passage des urines continuait à être douloureux. Il n'y eut aucun changement notable pendant les deux mois qui suivirent.

Vers la fin de juin, MM. Amussat et Récamier voulurent savoir si la sonde ne leur ferait point découvrir la cause des douleurs qui continuaient à se faire sentir. A cet effet, ils pratiquèrent le cathétérisme à deux reprises différentes, et malgré les recherches les plus minutieuses, il ne purent découvrir dans la vessie aucune trace de calcul.

Le 14 août 1834, MM. Amussat, Récamier et Cazenave se réunirent une dernière fois pour conférer sur la situation de M. le comte. Ils trouvèrent sa santé dans les conditions les plus favorables, et, comme il y avait toujours un peu de souffrance lors de l'émission des urines, ils pensèrent qu'il fallait les attribuer soit au long séjour de la pierre dans la vessie, soit à une affection rhumatismale ancienne, ou bien peut-être à ces deux causes réunies. Quoi qu'il en soit, cette observation n'en est pas moins fort remarquable, et le succès obtenu au milieu de circonstances aussi fâcheuses nous paraît un des argumens les plus victorieux en faveur de la lithotripsie.

DEUXIÈME OBSERVATION,

Recueillie dans la pratique de M. Amussat, et publiée par
M. le docteur H. Phillips, de Liége.

AFFECTION CALCULEUSE QUI A EXIGÉ, DANS L'ESPACE DE SIX
ANNÉES, UNE OPÉRATION DE LA TAILLE ET QUATRE OPÉRA-
TIONS DE LITHOTRIPSIE.

La discussion récemment renouvelée dans un concours public sur les avantages comparés de la taille et
de la lithotripsie, a fait sentir le besoin d'observations
nouvelles, où toutes les circonstances propres à fonder
un jugement fussent soigneusement recueillies. Cela
devenait d'autant plus nécessaire que la lithotripsie
actuelle diffère essentiellement de celle qu'on prati-
quait dans les commencemens ; et c'est parce qu'il a
confondu les méthodes très différentes qu'un chirurgien estimable a avancé que la somme des douleurs
était égale dans la taille et dans la lithotripsie. L'observation qu'on va lire est surtout propre à éclairer ce
débat ; en effet le malade a subi les deux opérations ;
et, bien plus, des récidives opiniâtres en ont fait pour
ainsi dire un sujet d'expérimentation pour les procédés principaux qui ont successivement perfectionné la
lithotripsie.

OBSERVATION. — M. P..., ancien chef de bureau,
était arrivé à l'âge de 55 ans sans qu'aucune maladie
eût altéré sa santé. Livré à de longs et pénibles travaux
de cabinet, il avait contracté les habitudes d'une vie très
sédentaire.

En 1827, il commença à rendre une grande quantité
de petits graviers, ce qui n'attira nullement son attention ; mais bientôt les douleurs vives d'un catarrhe vésical s'étant manifestées, il fut contraint de réclamer
les secours d'un chirurgien. Il fut sondé plusieurs fois.

mais inutilement; on ne put découvrir la présence d'aucun corps étranger dans la vessie. Le mal faisait des progrès et augmentait les douleurs, qui furent attribuées à une altération de la poche urinaire. On prescrivit d'abord le baume de copahu à fortes doses, plus tard l'eau de goudron, mais toujours sans résultat avantageux.

L'état du malade empirant de jour en jour, les symptômes de la pierre devinrent de plus en plus certains. Fatigué du peu de succès obtenu jusqu'alors, M. P... s'adressa à M. Souberbielle. Après une exploration, ce praticien lui annonça qu'il portait un calcul.

Cette pénible certitude acquise, M. P... songea à se débarrasser du triste accident qui le tourmentait. Ayant entendu parler de la lithotripsie (méthode nouvelle alors), il s'adressa à un chirurgien habitué à la manœuvre de cette opération.

M. Heurteloup ayant été mandé, constata de nouveau la présence de plusieurs petites pierres; il détermina M. P... à se soumettre à la lithrotipsie, ce qui fut accepté avec d'autant plus de joie que le malade voyait la possibilité d'échapper à l'opération de la taille, qu'il n'envisageait qu'avec effroi.

Le chirurgien, après avoir diminué l'extrême sensibilité du canal de l'urètre par l'emploi des bougies, plaça le malade sur le lit mécanique et commença l'opération avec la pince à trois branches. Huit séances furent nécessaires pour détruire les calculs, qui, selon M. Heurteloup, étaient très petits. Dans une des dernières séances, il survint un accident qui effraya beaucoup le malade, et qui faillit le faire totalement renoncer à la lithotripsie. Voici à ce sujet comment s'exprime M. P... dans une note qu'il nous a communiquée : « Je n'omettrai pas de mentionner ici » un accident grave qui a souvent dû se répéter dans

» le cours des opérations faites avec l'instrument per-
» forateur; c'est qu'à la quatrième séance, l'instru-
» ment se trouvant engorgé par le détritus de la pierre
» broyée, réduite en partie en poussière, ou plutôt en
» boue, refusa de se replier complètement; il fallut
» pourtant lui faire franchir dans cet état le col de la
» vessie et tout le canal. Ce moment fut affreux; je ne
» crois pas que l'intensité de la douleur puisse aller
» au-delà. » Cet accident grave n'eut heureusement
pas de suites fâcheuses.

Dix grains de ce détritus furent analysés par M. Bou-
det.

Voici le résultat de cette analyse : Acide urique,
8 grains et demi. Reste 1 grain et demi représenté par
un peu de mucus et d'ammoniaque combiné avec l'a-
cide urique.

Après la dernière séance, qui eut lieu vers la fin
d'août 1828, M. P... fit un voyage. A son retour, il
commença à éprouver quelques légères douleurs dans
la vessie; enfin tous les symptômes de la pierre se déclarèrent de nouveau.

M. Heurteloup, à cette époque, étant parti pour
l'Angleterre, M. P... se confia aux soins de M. Amussat.

Le 25 août 1831, ce chirurgien pratiqua le cathétérisme, et, après plusieurs explorations, reconnut la
présence d'un calcul petit et libre; la vessie, assez dilatable, était affectée d'un catarrhe très intense.

Le malade étant couché, s'il se tournait brusquement d'un côté ou d'un autre, il éprouvait la sensation
d'un corps étranger se déplaçant dans la vessie.

M. Amussat, envisageant la petitesse du calcul, sa
mobilité, la dilatation facile de la vessie, crut devoir
préférer la lithotripsie à la taille, et la pince à cinq
branches au lieu de celle à trois.

Cette opération fut pratiquée le 3 septembre, en

présence de MM. les docteurs Petit de l'île de Ré, Ma-
gloken, Gaubert, Cornuau, Delbousquet, Brisset et
Lallemand de Montpellier.

Le calcul, très difficile à reconnaître avec la sonde
courbe, exigea de longues recherches avant de pouvoir
être saisi par la pince; enfin l'instrument étant chargé
marqua 12 lignes de diamètre. M. Amussat commença
par la perforation simple, puis développant sa fraise
triple, fit éclater le calcul en plusieurs fragmens. Aussitôt il ferma la pince, afin de ne pas laisser échapper les
morceaux, qui furent broyés dans la même séance.

Cette manœuvre dura quarante minutes. Le même
jour, le malade ne rendit que peu de détritus; mais
depuis cette époque jusqu'au 10 septembre, l'urine a
continuellement entraîné une grande quantité de
poussière et d'éclats très petits. La vessie fut explorée
avec beaucoup de soin le 5, le 7 et le 10 septembre,
sans qu'on pût constater la présence d'aucun corps
étranger.

Le malade se plaignait toujours d'un picotement au
col de la vessie, qu'il attribuait à la présence d'un
fragment. Enfin, dans la soirée des 10, 11 et 12, il
rendit avec ses urines de la poussière de calcul et des
éclats en grand nombre. Depuis il n'éprouva plus aucune douleur; il essaya plusieurs fois de changer brusquement de position étant couché, afin de s'assurer si
la vessie était complètement débarrassée; jamais il ne
sentit la présence du corps étranger, ce qui lui fit espérer une entière guérison.

Deux mois après cette seconde opération, M. P...
éprouva les premières atteintes d'une fièvre néphré-
tique. Quelque temps après, il rendit des graviers; un
catarrhe aigu se développa, tous les symptômes de la
pierre reparurent, et le malheureux M. P... dut encore
se faire opérer.

Pour cette fois, son courage l'abandonna, et ici je le

laisse parler : « Mes forces physiques et morales étaient
» épuisées ; je pris la vie en haine : à charge à moi-
» même, et maudissant une existence qui n'était plus
» pour moi qu'un long supplice, je désirais mourir ;
» ce fut le principal motif qui me détermina à préférer
» l'opération de la taille. »

A cette époque, M. P... paraissait n'avoir plus de
confiance dans la lithotripsie, qui, selon lui, avait oc-
casionné la récidive de son mal par le défaut d'expulsion
des fragmens du calcul broyé.

MM. les docteurs Petit, Delbousquet, Lemoine,
Sarrazin, Rapau, Pagès, Pressat et Brunier étant réu-
nis, M. Amussat sonda le malade et reconnut le calcul.
Après que ces messieurs eurent acquis la même certitude, le chirurgien voulut pratiquer la lithotripsie ;
mais le malade s'y opposa en réclamant l'opération de
la taille comme dernière ressource ; et enfin M. Amussat, vaincu par ses longues et instantes prières, s'y décida, mais à regret ; c'est à la taille postéro-pubienne
qu'il donna la préférence.

Le malade étant placé sur son lit, la vessie fut distendue par une injection ; et les tissus étant divisés,
M. Amussat plongea son bistouri dans la poche urinaire, en même temps que son doigt indicateur gauche
pénétrait dans sa cavité pour soutenir ses membranes
et ne pas perdre l'ouverture.

Les tenettes étant introduites ; ramenèrent au dehors
deux calculs, l'un du volume d'un œuf de pigeon et
l'autre d'une fève de haricot. La vessie, explorée avec
le plus grand soin par tous les chirurgiens présens, leur
laissa la conviction qu'elle était complètement débarrassée et ne contenait plus aucun corps étranger. On
plaça la canule de M. Amussat. La plaie extérieure fut
réunie dans les deux tiers supérieurs, et le malade re-
placé dans son lit.

Après cette opération, supportée avec le plus grand

courage, le malade n'eut pas le plus léger accès de fièvre, et quinze jours après il commença à se promener dans son jardin.

La santé de M. P... se rétablit de jour en jour ; il se croyait pour jamais débarrassé de ses horribles douleurs ; il se félicitait d'avoir déterminé M. Amussat à recourir à la taille. Sa joie ne fut pas de longue durée : de nouveaux symptômes vinrent détruire toutes ses espérances.

Vers la fin de février 1833, de vives douleurs se déclarèrent à le région des lombes ; l'émission des urines était accompagnée d'horribles cuissons, et causait une douleur fixe à l'extrémité du gland. M. P... rendit enfin quelques calculs arrondis ; l'un de ces calculs avait atteint le volume d'un grosse lentille.

Il fit appeler M. Amussat, qui introduisit une sonde courbe dans la vessie, et ne pût entendre le choc du calcul ni obtenir la sensation produite par l'instrument sur ce corps étranger. Après plusieurs explorations, il reconnut cependant la présence d'une pierre. Ne voulant pas assumer sur lui seul la responsabilité d'un cas aussi périlleux, il demanda qu'on lui adjoignît M. Heurteloup, qui était alors pas hasard à Paris. Le malade, placé sur le lit mécanique, fut soumis à de nouvelles explorations. M. Amussat, en retirant la sonde vers lui, sentit distinctement le contact du calcul logé derrière le col de la vessie. M. Heurteloup le reconnut également après avoir fait la même manœuvre. Certains de la présence de la pierre, ils se déterminèrent à pratiquer l'opération. Cette fois le malade préféra la lithrotripsie, ne voulant plus courir les chances fâcheuses de l'opération de la taille.

Le 31 juillet, en présence de MM. les docteurs Petit, Delcroix, Melcot, M. Heurteloup saisit un calcul marquant 7 lignes et l'écrasa aussitôt par la percussion.

Le 3 août, dans une seconde séance, M. Amussat

écrasa avec un nouvel instrument une pierre marquant
12 lignes : plusieurs petits fragmens furent successivement broyés.

Le 7, on sentit encore des fragmens.

Le 12, trois autres calculs très petits furent encore
écrasés.

Le 19, on fit une séance d'exploration définitive, et
la vessie fut trouvée complètement libre.

On se servit du lit mécanique pendant les deux premières séances : cet appareil ayant été jugé inutile, il
fut renvoyé, et l'opération fut continuée avec le même
succès sur un lit de sangle ordinaire.

Le lendemain de l'opération M. P... ne conservait
aucune trace des séances qui venaient d'avoir lieu, lui
qui la veille souffrait encore d'horribles tourmens : il
retournait à ses affaires avec la gaîté d'un homme qui
vient de recouvrer subitement la santé.

Six mois après cette quatrième opération, M. P... rendit encore quelques graviers gros comme de petites
têtes d'épingles. Vers la fin de l'hiver, il sentit de nouveau des douleurs dans la vessie et à l'extrémité de la
verge. Les personnes qui l'entouraient lui donnèrent
le conseil de se confier à d'autres soins et de voir un
autre chirurgien. Cédant à leurs instances, M. P... se
rendit chez un praticien qui s'occupait beaucoup du
broiement de la pierre : il lui fit l'histoire des douleurs
qu'il avait éprouvées et qu'il éprouvait encore. Ce chirurgien, pour s'assurer s'il n'existait plus aucun calcul,
voulut pratiquer le cathétérisme. Après avoir introduit
une sonde courbe dans le canal de l'urètre, il fut arrêté
à la partie prostatique de cet organe, et ne put jamais
la franchir. Craignant de faire quelque fausse route, en
praticien prudent, il renonça à toute exploration. M. P...
a en effet le col de la vessie excessivement élévé,
de sorte que l'on n'y parvient qu'en soulevant le bec de

la sonde. C'est par cette manœuvre que M. Amussat a toujours réussi à y pénétrer.

Fatigués des soins inutiles que lui avaient donnés ce chirurgien, M. P... vint retrouver M. Amussat, qui lui annonça, après une exploration, la présence d'un calcul. Le jour fixé pour l'opération, M. P... rendit deux petits calculs pesant l'un 1 grain, l'autre 2 grains, et la nuit suivante, il en rendit un troisième du volume d'une petite fève, et pesant 4 grains. Heureux de cet événement, il croyait déjà échapper à une nouvelle opération, pour laquelle il éprouvait tant de crainte; mais ce fut en vain; les symptômes persistèrent; les douleurs se firent sentir avec plus d'intensité; le sommeil était devenu impossible. Il fallut enfin se décider à une cinquième opération.

La première séance eut lieu dans le commencement de juillet, en présence de MM. les docteurs Martinengo, Bancal (de Bordeaux), Labat, Bois de Loury, Garnot, Boyer, Leserrec, Gaubert, Phillips (de Liége), Solari de Gênes, Rignoli, professeur à Pise.

Le malade étant couché sur le lit mécanique, qu'il affectionne beaucoup, M. Amussat introduisit un instrument à percussion, maintenu seulement par son étau mobile. Il sentit sur-le-champ un calcul marquant 13 lignes, et successivement des fragmens de 11, 9, 8, 6, 4, et 3 lignes. Cette séance dura 6 minutes et demie. Ayant remarqué que le calcul était friable, M. Amussat, pour éviter au malade les secousses légères à la vérité, du marteau sur l'instrument, modifia ce dernier de manière à détruire les fragmens sans percussion, et par le simple écrasement. Quatre séances furent nécessaires pour le broiement complet du calcul. Aujourd'hui que M. P... a cessé de rendre du détritus avec les urines, le sommeil est revenu, les douleurs ont cessé, et le malade marche d'un pas rapide vers un rétablissement complet.

Cette observation résume et juge presque à elle seule les différentes méthodes de lithotripsie. En effet, nous voyons la premièer opération, faite au moyen de la pince à trois branches, occasionner, au dire du malade, des douleurs presque aussi vives que l'opération de la taille. Vient ensuite la pince à cinq branches, armée de la fraise triple, qui, en une seule séance, débarrasse le malade de son calcul, mais toujours avec les douleurs produites par les nombreux points de contact des branches sur la muqueuse vésicale. Les résultats obtenus par ces instrumens ne répondent pas entièrement à l'enthousiasme excité par la lithotripsie ; il fallait pour atteindre ce point arriver à l'instrument brise-pierre.

Dans cette quatrième opération, on l'employa avec un succès complet. M. Amussat, pour ramasser les fragmens, fit construire un instrument ressemblant au brise-pierre de M. Heurteloup ; mais au lieu d'une gouttière pour recevoir la branche supérieure, il présente une canule dans laquelle glisse la branche inférieure ; lorsque les mors sont écartés pour écraser les fragmens, on les rapproche au moyen du volant que M. Amussat avait déjà fait ajouter à l'instrument de M. Jacobson, qu'il a également appliqué plus tard à l'instrument percuteur de M. Heurteloup, et qu'il a depuis abandonné parce que sa manœuvre n'offre pas tous les avantages qu'il s'était promis. C'est cet instrument ainsi modifié et délaissé, qu'un chirurgien a voulu remettre en vigueur en s'annonçant l'inventeur de cette modification.

La cinquième opération fut terminée de la manière la plus heureuse par un nouvel instrument de M. Amussat. Ayant déjà ajouté une surface pleine à l'extrémité de la branche mobile du brise-pierre, ce qui lui facilitait l'écrasement des petits calculs en pressant seulement avec la paume de la main, il voulut étendre cette action aux fragmens plus volumineux, et croyant

qu'une force de levier remplirait cette indication, il
fit construire l'instrument suivant :

Un brise-pierre reçut à l'une de ses faces latérales
un crochet double pour servir de point d'appui ; les
faces supérieure et inférieure de la branche mobile furent transformées en crémaillère, et l'extrémité du
manche du marteau, en fourchette ; de sorte qu'en plaçant les dents de cette fourchette dans le crochet double, elles arrivent à la crémaillère ; puis en se servant
de toute la longueur du marteau, comme d'un bras
de levier, on obtient une puissance très grande qui
détruit des fragmens marquant même neuf lignes
avec une facilité extrême. L'action de cet instrument
est si simple que M. P... nous écrivait : « Je le répète,
» j'aimerais mieux maintenant subir une séance de
» lithotripsie que d'être dans le cas de me faire ar-
» racher une dent gâtée. »

On a dit : La lithotripsie favorise la récidive par les
fragmens qui peuvent rester dans la vessie, et sous ce
rapport la taille offre bien plus de certitude. On a vu
dans cette observation la taille postéro-pubienne être
employée pour extraire le calcul, et la récidive avoir
lieu ; cependant on était certain de l'état de vacuité où
on laissait la vessie.

Avertis par la cruelle expérience de M. P..., tous les
chirurgiens présens examinèrent la poche urinaire avec
le plus grand soin. D'ailleurs les fréquentes douleurs
néphrétiques suffisent à elles seules pour prouver que
cette formation de pierres se passe dans les reins et
non dans la vessie de M. P....

Je ne dois pas passer sous silence l'emploi du lit
mécanique : est-il indispensable, comme le pense
M. Heurteloup? Je ne le crois pas. Dans la quatrième
opération, MM. Heurteloup et Amussat s'en sont servis
pour les deux premières séances ; par hasard le malade
ayant rendu trop tôt ce lit, il a continué les manœuvres

sur un lit de sangle et en a retiré les mêmes avantages. Au reste, sur ce lit de sangle, M. Amussat donne également au malade la position déclive que l'on obtient sur le lit mécanique. Pour atteindre ce but, il a un matelas dont les deux extrémités sont repliées de manière à former une élévation pour le siége, une autre pour la tête et un creux pour les reins. Une planche doit être mise en travers du lit de sangle, sous la portion repliée du matelas qui correspond au siége, afin d'empêcher un trop grand affaissement. J'ai vu employer avec succès ce lit sur plusieurs malades chez lesquels la pierre était dure et volumineuse, et exigeait pour le broiement les percussions les plus fortes.

M. Amussat avait déjà frappé de nullité l'usage du lit mécanique en supprimant son point fixe et en lui substituant un étau mobile, tenu par un aide et par la main gauche de l'opérateur. Cet étau est aujourd'hui mis en usage par presque tous les chirurgiens. Simplifier les instrumens, rendre leur manœuvre plus facile ; en un mot, ramener la lithotripsie aux proportions d'une opération que tous les chirurgiens puissent pratiquer, c'est là le but que doit aujourd'hui se proposer la science, et vers lequel M. Amussat dirige tous ses efforts.

CALCULS DANS LA VESSIE,

Exemple remarquable de lithotripsie pratiquée par M. Amussat.

TROISIÈME OBSERVATION,

Recueillie par M. Choisy, interne à l'hôpital Cochin.

M. Loreau, sculpteur âgé de 59 ans, demeurant rue St-Jacques, n° 316, homme d'une constitution athlétique, portant l'empreinte de longues souffrances, fut reçu dans un hôpital le 29 septembre 1833. Les commémoratifs que nous recueillîmes alors se résument ainsi : santé non interrompue jusqu'à l'âge de 56 ans, époque à laquelle, sans cause appréciable, se manifestèrent des douleurs dans la région de la vessie, de grandes difficultés à uriner, bientôt une hématurie.

Long-temps ce sujet lutta avec ses douleurs; alarmé enfin de leurs progrès, il consulta à plusieurs reprises un grand nombre de praticiens distingués parmi ceux qui se livrent au traitement des maladies des voies urinaires. De là grand conflit d'opinions; elles roulent toutes sur ces trois chefs : catarrhe vésical, rétrécissement, engorgement squirrheux de la prostate. Malgré de nombreuses explorations, le nom de calcul vésical n'est pas même prononcé.

Enfin, après un séjour de huit mois au lit, ce malade se présente à nous dans l'état suivant : face décolorée, bouffie, yeux ternes, excavés, entourés d'une auréole bleuâtre; sentiment de pesanteur au bas-fond de la vessie, d'ardeur cuisante au col de cet organe; douleurs parfois lancinantes; besoin d'uriner sans cesse renaissant; sensation atroce de déchirure toutes les fois que, pour chasser quelques gouttes de liquide, la vessie entre en contraction; il lui semble que l'urètre est parcouru par des charbons ardens. Pendant ces instans d'angoisses, le malade est obligé de changer souvent de situation; il trépigne des pieds, s'accroche aux corps qui l'entourent, se tord la verge, laisse fréquemment échapper les fèces que contient son rectum. Jamais, quels que soient ses efforts, il ne parvient à expulser toute l'urine que renferme la vessie. L'introduction d'une sonde est, pour arriver à cette fin, constamment indispensable. Les urines sont souvent rouges, teintes de sang; presque toujours elles sont glaireuses, et laissent déposer au fond du vase une couche épaisse de mucus gélatiniforme, qui s'en détache en nappe. Le malade a depuis long-temps perdu le sommeil ; l'anorexie, les nausées, la diarrhée, qui souvent le tourmentent, témoignent des troubles qu'a éprouvés l'appareil digestif. La peau est chaude. Un mouvement fébrile continu, avec exacerbations fréquentes, ne témoigne pas moins hautement de la réaction des souffrances de l'appareil urinaire sur tout l'organisme. Sans cesse en proie à cette idée, qu'il est atteint d'une affection incurable de la prostate, l'état moral de ce malade est dans les conditions les plus défavorables.

Parmi les symptômes que j'ai énumérés, un si grand nombre semblaient appartenir à la présence de calculs, qu'à plusieurs reprises je me fis redire les noms de ceux qui avaient pratiqué le cathétérisme, et donner l'assurance que jamais même l'on n'avait eu le le plus léger éveil de pierre vésicale. Moi-même, en effet, après avoir profondément porté mon doigt dans le rectum, et apprécié l'hypertrophie considérable de la prostate, après avoir introduit une sonde dans l'urètre, et m'être assuré que la sensibilité de sa portion prostatique avait quelque chose d'insolite, qu'en ce lieu la sonde était solidement embrassée ; fort que j'étais d'ailleurs de l'examen fait par des hommes dont je respectais le savoir, fort du diagnostic qu'ils avaient porté, diagnostic que semblait confirmer le peu de recherches auxquelles je venais de me livrer, j'abandonnai toute exploration ultérieure, convaincu qu'elle n'aurait d'autre résultat que d'exaspérer les douleurs de mon malade.

Sorti bientôt de l'hôpital, et confié entièrement à mes soins ; après n'avoir obtenu des antiphlogisques sous toutes les formes, unis aux narcotiques, que des soulagemens momentanés, après avoir été cent fois témoin du désespoir de ce malheureux, qui invoquait une opération ou la mort, je réclamai l'assistance de

M. Amussat. Une sonde en argent fut, par ce chirurgien, portée dans la vessie ; à peine avait-elle franchi le col de cet organe, qu'elle transmit la sensation de plusieurs corps durs, résistans, sonores, de calculs enfin. Le problème était résolu, il le fut à plusieurs reprises et par plusieurs. Le malade ne désirait rien tant que d'être débarrassé de la cause de ses supplices ; restait une question difficile à résoudre, le moyen à employer ; deux voies se présentaient : la taille hypogastrique avec sa simplicité, ses succès vraiment remarquables ; d'une autre part la lithotripsie. Cette dernière sans doute aussi a ses prestiges ; car malgré l'état déplorable de la vessie, malgré l'état de souffrances de la constitution tout entière, malgré la présence de calculs nombreux et volumineux, de calculs dont quelques-uns ne marquaient pas moins de 12 lignes sur l'échelle de l'instrument lithotriteur, la balance, après de mûres réflexions, pencha de son côté. M. Amussat trouvant l'état du malade trop grave même pour la cystotomie postéro-pubienne, l'état de la prostate excluant tous les autres procédés.

Le 10 juin commença notre pénible tâche; notre marche fut long-temps difficile, entravée qu'elle était à chaque instant par des incidens nouveaux ; les calculs étaient nombreux ; quelques-uns, ainsi que je l'ai dit, d'un assez grand volume. Neuf séances de broiement, pendant lesquelles furent tour-à-tour mis en œuvre les instrumens à pression et à percussion, triomphèrent de ce premier obstacle. Aux vives douleurs que firent naître des manœuvres si longues, si souvent répétées, si laborieuses, à l'urétrite intense qui fut l'effet immédiat de l'impression de corps étrangers sur une muqueuse d'une rare sensibilité, aux cystites, qui souvent semblaient menacer d'une ruine certaine tout notre édifice, nous opposâmes des soins assidus, de longues intermittences entre chaque séance de broiement, la diète, les saignées générales et locales, les boissons, les bains, les cataplasmes émolliens narcotiques, une constance à toute épreuve. Après trente-six jours de sollicitude, tous les obstacles furent surmontés, le but fut atteint. Depuis lors les douleurs ont disparu, le malade a recouvré la fraîcheur et l'embonpoint de la santé; les urines sont rares et normales, la vessie est pour ainsi dire complètement de retour à ses conditions physiologiques; à peine maintenant est-il nécessaire de recourir une fois chaque nuit au cathétérisme qui, avant l'opération, était de tous les instans. L'état général de ce sujet est, on peut le dire, excellent; il se livre maintenant sans fatigue aux travaux qu'il avait abandonnés depuis quatre années. Tout enfin donne à espérer que bientôt la vessie aura recouvré sa contractilité première; tout donne à espérer que le succès tardera peu à être complet. C'est ce dont témoignent d'ailleurs, plus que je ne pourrais dire, la joie et l'état de bien-être du malade.

RÉFLEXIONS.

Cet exemple remarquable est un grand témoignage des nouvelles ressources de l'art; il prouve non-seulement que la lithotripsie est applicable aux cas les plus graves, aux cas qui frappent d'impuissance tous les autres moyens de l'art, mais encore, ainsi que le fait judicieusement observer M. Amussat, *qu'on s'habitue à la lithotripsie comme à la présence des sondes dans l'urètre;* c'est du moins là la conséquence à laquelle nous avons été conduits par l'observation de ce sujet, dont la vive sensibilité urétrale a été tellement modifiée après les premières séances, qu'elle a fait place à une sensibilité presque absolue.

Cet exemple, ainsi que plusieurs autres que j'ai pus observer avec M. Amussat, prouve en outre que les

désordres locaux et généraux , quelle que soit leur gravité , cédèrent promptement quand on a détruit la cause
qui leur a donné naissance et qui les entretenait.

QUATRIÈME OBSERVATION.

Le 22 juillet, M. Blandin a pris et cassé trois fois la
pierre dans les diamètres de 8 , 7 et 4 lignes pendant
cinq minutes.

Le malade supporta très bien l'opération , il n'arriva
aucun accident , et il rendit beaucoup de fragmens.

Le 24 on fit une exploration avec la sonde , de
même qu'avec l'instrument, et on ne trouva pas de
pierre ni aucun fragment. On fit encore plusieurs
explorations sans rencontrer quelque chose.

Le malade a fini de souffrir après avoir rendu le
dernier fragment et se porte tout-à-fait bien.

RÉFLEXIONS.

Chacun verra que cette opération a eu un plein suc-
ces ; voilà un malade délivré de son calcul en une
seule séance de cinq minutes, séance qui ne lui a pas
causé plus de douleurs que le cathétérisme , car on
sait que le cathétérisme en cause aussi. Cette opération était publique , tout l'auditoire l'a vue. Qu'y a-
t-il de plus beau, et comment la taille peut-elle obtenir
un pareil succès ? pourtant vous entendez un chirurgien, M. Lepelletier, venir proclamer son opinion à
l'Académie , et dire que *dans les cas les plus favorables,
la lithotritie lui paraît pouvoir rivaliser avec la taille , mais
que ceci même a besoin de preuves et qu'il ne voudrait pas
l'affirmer.* Vraiment je suis ému de voir juger une
question si grave pour l'humanité, non sur des faits,
mais sur de simples raisonnemens. Après cela , je

doute fort que M. Lepelletier ait suivi des malades lithotritiés dans des cas favorables, qu'il me le pardonne. En citant ce malade débarrassé de son calcul en cinq minutes, et celui de M. Leroy d'Etioles, en trois minutes, je soutiens ce qu'a dit M. Rochoux, que *la lithotritie, dans les cas très favorables, n'est pas plus grave et ne donne pas lieu à plus d'accidens que le simple cathétérisme.* M. Velpeau a donc eu bien tort de dire que les paroles de M. Rochoux prouvent qu'il n'a pas vu beaucoup de lithotritie. Mais je prétends que M. Velpeau n'a point eu le bonheur, selon toute apparence, de rencontrer ces cas très favorables. En voici déjà deux que j'ai recueillis dans un espace de temps aussi court : qu'il les contrôle donc s'il lui plaît, et s'en assure lui-même pour connaître à l'avenir les beaux résultats de la lithotritie. N'est-ce donc pas cruel, comme l'a bien dit et senti M. Amussat, de soumettre, pour une comparaison d'ailleurs inutile et même impossible, de pareils malades aux chances des dangers de la taille, et de mettre, au gré du chirurgien, leur vie sur la balance avec la mort?

CINQUIÈME OBSERVATION.

Camion Richard (*près de Mézières, département des Ardennes*), lithotritié par M. Leroy d'Étioles.

Le malade, âgé de quarante-deux ans, d'une constitution robuste, avec des organes urinaires sains, présentait les meilleures conditions pour la lithotritie d'un calcul récent, dont il sentait la présence depuis une demi-année à peu près; avant la formation de ce calcul, il était atteint de la gravelle.

Le 20 juillet, M. Leroy fit une séance de trois minutes, dans laquelle il brisa la pierre trois fois, dans les diamètres de 10, 4 et 4 lignes; le malade n'a nullement souffert.

Il rendit des fragmens en quantité proportionnée à la grandeur du calcul; il allait chaque jour se promener et n'éprouva aucun accident.

Le 24 juillet, on fit une exploration sans pouvoir trouver le moindre fragment; on en fit après une autre avec le même résultat. Le malade ne sentait plus la présence du calcul et les douleurs qu'il occasionnait, et il retourna chez lui complètement guéri.

RÉFLEXIONS.

La taille admet-elle une comparaison dans des cas semblables? Un malade qui portait un calcul de 10 lignes est guéri en trois minutes, sans aucune douleur. Est-ce une exception? Chacun le demandera après avoir entendu ce que disaient les adversaires de cette opération? Non sans doute, dans tous les cas d'une pierre récente, la constitution du malade n'est point détruite, et les organes urinaires sont sains, autant que cela peut être pendant la présence du calcul. Je soutiens donc que la lithotritie n'est pas plus grave. M. Lisfranc a eu parfaitement raison de dire que les cas des calculs récens deviendront de temps en temps plus fréquens, surtout lorsque les malades connaîtront qu'ils peuvent être débarrassés de leurs calculs sans aucun danger et presque sans douleur. La lithotritie n'est-elle donc pas un bienfait immense pour l'humanité?

SIXIÈME OBSERVATION.

M. Armandies (*de Sceaux près de Paris*), lithotritié
par M. Amussat.

M. Armandies, âgé de 68 ans, se portait bien jusqu'à
l'âge de 66 ans. A cette époque, pendant l'été de
l'an 1833, il a rendu une quantité considérable de
graviers, après avoir fait une petite course à cheval.
Depuis lors, chaque fois qu'il urinait, il sentait des
douleurs, des cuissons. L'été dernier, après avoir fait
un petit voyage dans une charrette, il rendit encore
des graviers, dont le plus considérable eut la forme et
la grandeur d'un gros pois. Les douleurs persistaient,
mais elles n'étaient pas continuelles.

Au commencement du mois de juin son état empira
beaucoup; l'irritation de la vessie augmenta à tel point,
que le malade était obligé d'uriner chaque demi-heure
et même chaque quart d'heure; la vessie ne pouvait
contenir plus d'une ou deux cuillerées de liquide, et
elle était saignante.

M. Armandies vint dans cet état chez M. Amussat,
qui le sonda, constata l'existence de plusieurs calculs,
et commença à le traiter par la lithotritie.

La première séance eut lieu le 23 juillet; elle dura
quatre minutes, les pierres ont été prises cinq fois et
broyées dans les diamètres de 9 — 7 — 6 — 6 et 6 lignes.
Elles étaient assez friables; quoique la vessie du malade fût très irritable, elle supporta cette fois assez
bien les manœuvres; il ne sortit pas une goutte de sang,
quoique la vessie saigne souvent après un simple cathétérisme. Il sortit beaucoup de détritus.

La seconde séance eut lieu le 29 juillet. Elle dura huit
minutes; les pierres furent broyées treize fois dans les

diamètres de 7 — 7 — 7 — 7 — 6 — 6 — 6 — 5 — 6 — 4 — 3 — 5 et 5. A peine l'opération commencée, la vessie se contracta et se vida complètement, et l'on dut opérer à sec. Pour ouvrir l'instrument, il fallait ouvrir chaque fois la branche femelle en arrière ; il sortit quelques gouttes de sang, mais le malade n'a pas beaucoup souffert : on sortit l'instrument plein de détritus jaune.

Après cette séance un fragment s'arrêta près du col de la vessie ; M. Amussat voulait repousser ce fragment par une sonde, mais elle n'entrait pas ; il fit une injection qui dilata un peu le canal, et le fragment rentra sur-le-champ dans la vessie repoussé par la sonde.

La troisième séance eut lieu le 4 août ; elle dura 6 minutes. On n'avait pas encore introduit l'instrument lorsque la vessie se contracta et se vida entièrement. On opéra à sec ; les calculs furent cassés dans les diamètres de 8 — 6 — 6 — 4 — 3 — 3 — 3 et 3 lignes. Le malade a souffert pendant cette séance, car la vessie était irritée et enflammée ; le canal contenait un fragment qu'on retira en sortant l'instrument, et l'urine qu'il rendit tout de suite après l'opération contenait une gelée.

Après cette séance, le malade se portait bien, mais pour calmer cette irritation, on mit douze sangsues et l'on fit chaque jour des injections avec de l'extrait de la belladone de 3 gr. — 12 gr.

Il sortit la couche extérieure d'une moitié de pierre de 5 à 6 lignes, le noyau n'y était plus.

On fit la quatrième séance le 13 août. Les injections avec la belladone ont fait que le malade n'était plus à reconnaître ; la vessie supportait très bien l'injection et les manœuvres, elle ne se vidait pas, un changement manifeste et subit était produit. La séance dura cinq minutes, les pierres broyées dans les diamètres de 5 — 3 1/2 — 7 — 6 — 4 — 3 — 2 1/2 et 3 lignes.

Après toutes les séances, il sortait beaucoup de détritus; après celle-ci, il sortit le tiers de la couche extérieure d'un calcul qui avait 9 lignes; ce fragment est de 7 lignes de long et de 3 à 4 de large.

M. Amussat a fait depuis une exploration, et il a constaté que les pierres étaient tout-à-fait détruites, et que la vessie ne contenait plus de fragmens. Le malade a fait une promenade dans un omnibus, et il n'a ressenti aucune douleur des secousses de la voiture. M. Amussat a toujours l'habitude de faire voyager dans cet équipage les malades traités par la lithotritie pour constater leur guérison.

Le malade a pris de l'embonpoint, il se porte bien, il ne sent plus aucune douleur, et la vessie peut garder l'urine trois, quatre et neuf heures. Après l'opération, le malade ayant marché un peu, il survint un peu de gonflement de testicules qui se dissipa facilement par l'application de 12 sangsues; de bains, et le malade se porte tout-à-fait bien.

RÉFLEXIONS.

Cette observation est bien remarquable sous différens rapports :

1º L'instrument percuteur n'entrait qu'en suivant la paroi postérieure ou inférieure de l'urètre.

2º Elle confirme l'absence totale des douleurs pendant la percussion; car ce malade, extrêmement irritable, disait que lorsqu'on frappait, c'était comme si on ne le touchait pas.

3º La seconde et la troisième séances furent faites tout-à-fait à sec, sans que quelque accident fâcheux en résultât. Cela démontre la possibilité d'opérer même à sec avec cet instrument, avantage que l'on n'obtient point avec l'instrument à trois branches, puisque celui-ci demandant beaucoup plus de place ne peut pas être, sans danger, suffisamment développé pour saisir le calcul, lorsque la vessie se contracte.

4° L'action que la belladone a produite sur la vessie, en diminuant sa sensibilité et son irritabilité en quelques jours, est très remarquable ; car, à la quatrième séance que le malade a subie, tout allait très bien, la vessie ne se contractait pas, et supportait parfaitement les manœuvres.

5° Enfin, en repoussant dans la vessie un fragment arrêté dans l'urètre, l'injection faite en même temps facilite beaucoup la rentrée du fragment dans le canal en ouvrant, pour ainsi dire, le passage.

SEPTIÈME OBSERVATION.

M. Vignes, lithotritié par M. Amussat.

M. Vignes, âgé de 68 ans, ayant eu toujours mal aux reins, éprouvait depuis quatre ans de la pesanteur au périnée et quelques douleurs légères à l'extrémité de la verge. Depuis un an il rendait quelquefois du sang, et presque toujours des urines épaisses avec un sédiment adhérent au fond du vase et chargées de mucosités. On avait toujours considéré son affection comme un catharre de la vessie. Un jour il rendit plus de sang que de coutume et fut en proie à de plus grandes souffrances. Son médecin ordinaire étant malade, il fit appeler M. Serrurier, qui reconnut un rétrécissement du canal de l'urètre, et le fit traiter en conséquence.

Après avoir passé les quatre derniers mois de 1834 à suivre un traitement convenable, il se trouva sans rétrécissement, mais souffrant toujours beaucoup.

M. Serrurier soupçonnant une affection calculeuse fit appeler M. Amussat, qui ayant constaté la présence de la pierre dans la vessie décida M. Vignes à se laisser opérer.

Dans *la première séance*, qui eut lieu le 26 février, M. Amussat acquit la conviction qu'il y avait plusieurs calculs. Il en saisit quatre qui marquaient de 8 à 9 lignes. Deux lui échappèrent au coup de marteau, les deux autres seulement furent brisés. Le malade a peu souffert.

Dans *la seconde séance*, l'instrument fut sept fois de suite chargé de pierres ou de fragmens marquant de 5 à 6 lignes, et ils furent parfaitement brisés.

Après cette séance, le malade a rendu bien plus de fragmens qu'après la première.

Dans *la troisième séance*, on essaya d'introduire un instrument en bec de canne, il ne pénétra pas dans la vessie à cause de sa courbure trop brusque. L'instrument d'attaque ordinaire entra avec facilité, on brisa huit morceaux, dont quelques-uns marquaient 6 et 7 lignes.

Quatrième séance, un instrument en bec de canne à courbure moins brusque arriva dans la vessie après quelques difficultés. On saisit et on écrasa dix fois des fragmens de 4 à 5 lignes.

Cinquième séance, on brisa 15 morceaux, dont quelques-uns marquaient 7 et près de 8 lignes.

Après cette séance, le malade rendit les derniers fragmens, et il fut complètement débarrassé de ses pierres. Il se porte bien.

RÉFLEXIONS.

Cette observation est remarquable par la gravité des circonstances dans lesquelles l'opération fut entreprise ; le malade était épuisé, la vessie saignante, et il avait encore un catarrhe vésical ; à mesure que la lithotritie avançait, il se fortifiait, et l'état de la vessie s'améliorait ; lorsqu'il fut guéri de la pierre, il fut aussi guéri du catarrhe de la vessie, et en peu de temps il acquit un embonpoint très considérable.

HUITIÈME OBSERVATION.

M. Bassal, lithotritié par M. Amussat.

M. Bassal, jeune homme de 20 à 21 ans, portait un calcul assez ancien ; sa vessie était très irritable et ne supportait pas les injections.

Le 1er juillet, on fit une exploration avec la sonde ; on trouvait la pierre du côté gauche du malade, même lorsqu'il était couché du côté droit ; la vessie étant trop irritable, et ne supportant pas l'extension par le liquide injecté et se contractant spasmodiquement, on employa des injections avec l'extrait de belladone (12—15 gr.) : le malade obtint du soulagement. Dix-huit mois auparavant, on avait commencé en province, à faire la lithotritie par perforations successives, mais après avoir fait trois séances et perforé plusieurs fois la pierre, on perdit l'espoir de la détruire, et on abandonna la lithotritie.

Le 2 juillet, première séance de deux minutes, admirable par sa promptitude, par l'exactitude et la précision du manuel opératoire. M. Amussat sent la pierre au côté gauche, ouvre l'instrument, la saisit en un diamètre de 16 lignes, la brise ; puis il nous fit sentir les fragmens à droite et à gauche ; le plus grand est à droite, il le prend, il présente 12 lignes, il le brise aussi. Le malade n'a presque pas souffert.

Le soir, la nuit suivante, et le matin du 3 juillet, il sortit beaucoup de détritus et de fragmens. Ces fragmens sont plusieurs étaient d'une grandeur assez considérable, s'arrêtaient ou, avant de sortir, dans le gland, ou dans le col de la vessie, et occasionnaient, surtout en dernier lieu, de l'irritation ; la vessie se contractait fortement sur le calcul broyé, les fragmens cessèrent de sortir, il survint un peu de fièvre, on mit deux fois des sangsues au périnée et au-dessus des os du pubis ; l'irritation diminua, mais ne cessa pas complètement ; les accidens qui ne correspondaient pas au peu de durée de la séance nous étonnèrent, mais leur cause resta pour nous inconnue jusqu'à la séance suivante.

Le 13 juillet, *seconde séance*. Lorsqu'on voulut introduire une sonde pour injecter la vessie, on sentit un empêchement et on reconnut un fragment de la pierre qui s'était arrêté dans le col de la vessie ; la cause de tous les accidens ci-dessus indiqués fut dès-lors manifeste ; ce fragment est évidemment la cause de l'irritation, et faisant fonction d'un bouchon, il empêchait la sortie ultérieure des fragmens. M. Amussat repoussa ce fragment dans la vessie à l'aide d'une sonde introduite dans l'urètre et d'un doigt introduit dans l'intestin rectum. A cette occasion, M. Amussat nous fit remarquer le danger de broyer les calculs ou les fragmens de calculs dans l'urètre, et il nous dit qu'il préférait toujours, lorsqu'il y a quelque possibilité, de repousser le fragment dans la vessie. Après avoir repoussé le fragment, on recommença le broiement, qui dura trois minutes. Les fragmens furent saisis cinq fois ; ils présentaient 8, 12, 5, 9 et 6 lignes. Le malade a fort peu souffert. Il sortit beaucoup de fragmens après cette séance. Le centre du calcul était d'oxalate de chaux, noir, très dur, et la croûte de phosphate de chaux blanche.

Après cette séance, le malade se sentit bien.

Le 16 juillet, *troisième séance* de cinq minutes. Les fragmens furent huit fois écrasés par la pression à la main et deux fois brisés par la percussion au marteau. Voici leurs diamètres : 5, 5, 6, 5, 7, 5, 5, 5 et 5. L'instrument a été introduit chez ce malade sur la paroi inférieure.

Le 25 juillet, *quatrième séance*, de trois minutes. On n'a pas senti le calcul ni avec la sonde, ni avec l'instrument, mais agissant selon les sensations et les indications du malade, les fragmens furent pris et broyés trois fois en 5, 5 et 5 lignes. La séance ne fut pas douleureuse ; il sortit après beaucoup de fragmens. Le malade a remarqué qu'il n'en sortait pas beaucoup le premier jour, mais qu'il en sortait davantage le lendemain et les jours suivans.

Le 27 juillet, *cinquième séance* ; elle dura cinq minutes. Les fragmens de 5, 5, 5, 5, 4, 5, 6, 6 et 8 furent pris et broyés par la pression à la main. On plaça de petites planchettes sur le bord du lit, sous le matelas, pour relever le bassin, et le malade lui-même fît un abaissement avec les pieds au devant-des planchettes.

M. Bassal, après ces cinq séances, partit complètement guéri. Dans le cours de l'opération, il eut pendant quelques jours un peu de gonflement de testicules, de la fièvre et du délire pendant une nuit, mais l'application de quelques sangsues fit disparaître tous ces symptômes.

RÉFLEXIONS.

Dans cette observation il y a à noter :

1º Que la lithotritie perforante n'a pu rien faire, e que le malade est guéri de son calcul par la lithotripsie, à l'aide de l'instrument à deux branches ; cela prouve que la lithotripsie est préférable, car elle peut être employée avec succès là où la lithotritie perforante n'a rien produit ; donc son domaine est plus considérable.

2º Que la belladone a diminué l'irritation de la vessie,

3º Qu'il fallait suivre la paroi postérieure de l'urètre pour entrer dans la vessie.

4º La facilité de saisir les fragmens lorsqu'on ne les sent pas même, si l'on agit seulement d'après des règles fixes.

5º Comme l'opération a commencé pendant les discussions académiques, le père du malade était désolé. En lisant dans les journaux les comptes-rendus sur ces discussions, il rencontra le passage dans lequel M. Amussat disait que les calculs muraux sont défavorables pour la lithotritie. Il savait que son fils portait un calcul de ce genre, parce qu'il avait déjà été lithotritié sans succès par la méthode ancienne; mais la crainte qu'il avait que son fils ne pût pas jouir des bienfaits de cette opération a été bientôt dissipée, et il a su, peu après, qu'il avait été guéri par la lithotritie. Cette observation montre que les pierres murales peuvent être très bien broyés par la lithotripsie.

NEUVIÈME OBSERVATION.

M. Péret, lithotrité par M. Leroy d'Étioles.

Je cite ici cette observation telle qu'elle m'a été donnée par M. Leroy, lui-même. Voici ses paroles :

« Pierre volumineuse, plate, vessie hypertrofiée,
» à bas fond déprimé, saigant au moindre contact;
» urètre fongueux, surtout dans la portion prostatique;
» lithotritie par percussion, et guérison.

» M. Péret de la Bretagne, âgé de soixante-trois ans,
» éprouvait des douleurs en urinant depuis environ sept
» ans; il y a trois ans il se rendit à Nantes, où des tenta-
» tives de lithotritie furent faites sans résultat. Des rai-

» sons d'affaires forcèrent le malade à différer pendant
» plusieurs années le voyage de Paris ; il y vint au mois
» de mars 1835, et il entra à la maison de santé du
» faubourg Saint-Denis.

» Mon ami et condisciple M. Philippe Boyer, chirur-
» gien de cet établissement, le sondant, reconnut le
» volume et la forme de la pierre, et me pria de lui
» donner mon avis. Examen fait du malade, ayant
» égard au volume et à la forme de la pierre, à l'état
» fongueux et au raccourcissement de la vessie, je dé-
» clarai que la taille me paraissait présenter plus de
» chances que la lithotritie, mais le malade ne laissait
» pas le choix entre les deux opérations ; il avait entre-
» pris le voyage avec l'idée bien arrêtée de faire broyer
» la pierre. Vainement je lui dis quelle serait la lon-
» gueur du traitement, en admettant la possibilité de
» saisir et de briser la pierre ; M. Péret préféra le broie-
» ment à la taille. M. Boyer m'ayant demandé de me
» charger de cette opération, je la fis sur le lit rec-
» tangle qui devait rendre, au moyen des renversemens,
» l'action de saisir la pierre plus facile, et fournissant
» pour la percussion un point d'appui plus solide. Le
» calcul, lorsqu'il fut saisi la première fois, déterminait
» entre les mors de l'instrument un écartement de 23
» lignes ; pensant que ce devait être un de ces grands
» diamètres, je relevai la portion extra-vesicale de l'in-
» strument, j'appuyai sur le fond de la vessie la con-
» vexité de la branche fixe, en même temps que je re
» lâchai un peu la branche mobile ; par cette manœu-
» vre, la pierre exécuta un mouvement de glissement
» de bas en haut et se trouva saisie sur le plat ; l'écarte-
» ment des branches ne fut plus alors que d'un pouce,
» la pression était complètement insuffisante pour
» rompre la pierre ; je mis l'instrument dans l'étau,
» mais ce ne fut qu'après plusieurs minutes d'une per-
» cursion égale et continue que la pierre céda ; je re-

» pris immédiatement deux des plus gros fragmens que
» j'écrasai de la même manière. La destruction com-
» plète de cette pierre demanda dix-neuf séances de
» cinq à six minutes chacune. Plusieurs fois des frag-
» mens volumineux s'arrêtèrent en grand nombre
» dans la fosse claviculaire et au-dessous, retenus par
» l'étroitesse du méat urinaire. Une fois entre autres, je
» fus appelé par l'élève de garde pour soulager le ma-
» lade qui ne pouvait uriner qu'avec de grands efforts,
» le canal était rempli de fragmens de pierre dans une
» longueur de 2 pouces ; j'en fis l'extraction avec la
» curette articulée, plusieurs furent brisées par percus-
» sion avec la pince urétrale. Pour éviter l'arrestation
» des fragmens, M. Boyer avait, dès le commencement
» de l'opération, fait une moucheture au méat uri-
» naire ; mais malgré l'emploi pendant quelques jours
» de grosses bougies, pour maintenir cette ouverture
» dilatée, son diamètre revint bientôt le même ; à plu-
» sieurs reprises des fragmens furent saisis et écrasés
» par M. Boyer. Un grand nombre de médecins et
» chirurgiens assistèrent à cette opération, parmi eux
» je citerai M. le professeur Lordat, M. Béamez,
» Mayor de Lauzannes, etc. Après la huitième séance,
» une irritation plus vive parut s'être emparée du col
» de la vessie, il survint un peu de fièvre ; les envies
» d'uriner devinrent plus fréquentes et plus pénibles :
» la fivre ne tarda pas à céder aux sangsues et aux bains,
» mais la fréquence des besoins d'uriner restant la
» même et les urines étant devenues troubles et lac-
» tescentes, je pensai que le gonflement partiel de la
» prostate et d'un point du col de la vessie s'opposait
» à l'évacuation complète de l'urine ; j'en acquis la cer-
» titude en introduisant une sonde immédiatement
» après une émission d'urine. J'appris au malade à se
» placer lui-même une sonde courbe en gomme
» sans mandrin ; je lui recommandai de l'introduire

» trois fois le jour et de faire autant d'injections.

» La vessie et l'urètre, que nous avons vus fongueux
» et saignans, cessèrent de donner du sang après la
» première séance, et dans celles qui suivirent, il n'y
» en eut jamais une goutte. »

RÉFLEXIONS.

J'ai assisté à plusieurs séances qui ont été faites sur ce malade ; au commencement de son traitement, il était maigre, défait, pâle ; mais à mesure que la lithotritie s'avançait, sa constitution détériorée s'améliorait, et non-seulement il a été guéri de son calcul, mais tout son état général changea : il acquit de l'embonpoint et devint fort et bien portant comme on ne peut mieux l'être à son âge. C'est un exemple frappant qui prouve tout le contraire de ce qu'on disait des longues convalescences après la lithotritie. J'ai remarqué presque toujours que, lorsque le corps se débarrassait du calcul, du germe, pour ainsi dire, de sa maladie, tout l'organisme ressentait un soulagement manifeste, et les organes malades, la vessie, l'urètre, les reins, etc., étaient guéris en même temps. Je n'ai pas vu arriver ces suites fâcheuses, ces accidens consécutifs de la lithotritie dont on a tant parlé ; je n'en nie pas la possibilité, mais je ne les ai *jamais* vus. Si la lithotritie les produisait à cause des manœuvres avec les instrumens lithotriteurs, certainement ce serait le cas où ils auraient dû se manifester, car le malade a été soumis à dix-neuf séances ; la vessie et l'urètre étaient fongueux, saignans, la protaste et le col de la vessie gonflés, la dureté de la pierre était extrême ; en général le malade était dans des conditions les plus désavantageuses pour la lithotritie. Je dois donc dire que les adversaires de la lithotritie ont grossi, comme à plaisir, les dangers de cette opération, et qu'ils ont considérablement exagéré l'innocuité de la taille. Je le dis, je le soutiens, et je le démontre par des preuves, par des faits connus, récens et qui ne laissent aucun doute.

Le fait que je cite démontre jusqu'où peut aller la lithotritie. Je termine en faisant l'éloge des talens chirurgicaux de M. Leroy, qui a agit dans cette circonstance avec tant de circonspection et avec tant de précision dans ses manœuvres, qu'il a su triompher de tous les obstacles et guérir ce malade par la lithotritie. superbe résultat !

DIXIÈME OBSERVATION.

M. Seigneuret, lithotritié par M. Amussat.

Le malade, âgé de soixante à soixante-dix ans, se trouvait dans de très mauvaises conditions ; il portait un calcul ancien et était atteint de folie. La pierre le faisait beaucoup souffrir.

M. Amussat ayant été appelé chez M. Seigneuret pour le traiter de sa maladie de calcul vésical, consulta à son sujet M. Roux, et il fut décidé, à la consultation, qu'on tenterait la lithotripsie.

La première séance eut lieu le 10 juin 1835. On saisit deux fois le calcul; la première fois il marquait 21 lignes et s'échappa lorsqu'on voulut faire la percussion; la seconde fois il marqua 18 lignes ; on frappa long-temps, et à coups redoublés, et on arriva à 15 lignes. On avait envie de lâcher la pierre, dont la dureté paraissait effrayante ; on continua pourtant, et après de nombreux coups très forts, on parvint à la diviser : on retira l'instrument chargé de détritus jaune. Le malade a si peu souffert qu'il demandait qu'on recommençât le lendemain. Il a uriné un peu de sang, et n'a pas eu de fièvre les jours suivans. Il a rendu peu de détritus.

Le 18 juin, seconde séance. L'instrument ne pouvant entrer de prime-abord, on mit une sonde ; après quoi il entra avec la plus grande facilité. La pierre est saisie cinq fois avec un peu de peine, à cause de son volume et de sa forme : on la brise quatre fois ; le malade a à peine poussé une plainte ; elle a marqué 14, 18, 24, 21 et 18 lignes. Aucune goutte de sang n'est sortie de la vessie, il en est venu un peu du bulbe.

Le 25 juin, troisième séance ; la pierre fut prise quatre fois : la seconde fois elle marquait 18 lignes. Après avoir frappé long-temps et fort sans dépasser quinze lignes, M. Amussat, craignant de casser l'instrument, lâcha la pierre pour la reprendre dans un autre sens. Point de sang, et peu de douleurs.

Le 29 juin, le malade ayant un accès de folie, on a eu beaucoup de peine à le faire consentir à l'opération. Enfin il se décida. M. Amussat éprouvant de la difficulté à introduire la sonde, introduisit premièrement une bougie avec assez de facilité ; un premier instrument n'entre pas, le second pas davantage, quoique M. Amussat, d'après ses principes, suivît exactement la paroi supérieure de l'urètre. Une grosse bougie ayant été introduite de nouveau, M. Amussat remarqua qu'au lieu d'entrer en suivant la paroi supérieure, elle entrait en suivant la paroi inférieure. Alors il fait la même manœuvre avec l'instrument, et entre avec facilité. La pierre a été prise imparfaitement deux ou trois fois : une fois elle marquait 25 lignes ; on allait la prendre convenablement, quand un nouvel accès de folie survint, et obligea à retirer l'instrument avant d'avoir rien fait.

Le 2 juillet, quatrième séance. On introduisit la sonde et un instrument plus fort avec facilité. La pierre fut prise six fois, et broyée pendant dix minutes. Elle marquait 24, 20, 18, 14, 12 et 3 lignes. La pierre présentait une très grande résistance, même dans le petit fragment; dans les autres diamètres, la pierre prise offrait une résistance considérable jusqu'à cinq lignes. On retira l'instrument chargé de détritus jaune. Le malade a peu souffert; il ne sortit pas une goutte de sang, mais sa folie continuait encore.

Le 6 juillet, cinquième séance. On introduit l'instrument avec facilité; on prend la pierre quatre fois, et elle marque 9,1,5,6 et 12 lignes; l'instrument est retiré plein de détritus jaune, pas de sang. La séance a duré 6 minutes; la folie continue.

Depuis ce temps jusqu'au 8 juillet, le malade mangeait encore un peu; le 9 il mangea pour la dernière fois de la soupe. Le 10 juillet il prit deux fois quelques cuillerées de lait.

Le 11 il ne prit qu'une fois quelques cuillerées de lait.

Depuis ce temps il a cessé complètement de manger et de boire, étant décidé à se donner la mort par ce moyen.

Le 14 il commença à uriner avec un peu de sang : même état le 15. Dans la nuit du 15 au 16 l'hématurie devint plus abondante vers les deux heures : la vessie, qui ne contenait plus d'urine, parce que le malade ne buvait rien, se contractait avec force, et depuis ce temps il avait des envies très fréquentes d'uriner, chaque quart d'heure environ.

Le 16 le même état continuait. On lui donna un bain dans lequel il voulut se noyer. On lui versa de l'eau froide sur la tête, et quelques gouttes d'eau entrèrent dans la bouche. Après le bain il dormit pendant près de 6 heures.

Le 17, insomnie, hématurie, fréquentes envies d'uriner, douleurs chaque fois que la vessie expulsait quelques gouttes de sang. Langue sèche, avec des fissures remplies de mucosités : de même que la bouche, les dents en sont aussi recouvertes. On lui donna un bain d'une heure, et on lui versa de l'eau froide sur la tête, ce qui le soulagea un peu.

Ce malade avait une répugnance pour l'eau tout-à-fait comme dans l'hydrophobie ; lorsque, par l'instinct de conservation, il demandait qu'on lui donnât à boire, et qu'on lui en présentait, il repoussait alors le verre avec une sorte d'horreur. Il suffisait de mouiller un peu ses lèvres pour qu'il contractât sa bouche spasmodiquement.

Le 18, même état : le 19 au matin il est mort. Ses pieds et son ventre étaient découverts pendant les derniers jours. Le plus souvent il était tranquille, mais quelquefois il entrait en fureur, cassait les carreaux de vitre, battait son frère, etc. Il voulait se jeter par la fenêtre.

Autopsie faite le 20 juillet, le cerveau et ses membranes sont fortement injectés : les ventricules du cerveau renferment un peu de sérosité rosée ; les poumons ne présentent rien d'extraordinaire, excepté de petites concrétions calculaires. Le cœur est très hypertrophié : l'estomac un peu revenu sur lui-même, contient du gaz et quelques cuillerées de liquide ; les parois présentent quelques traces d'inflammation, surtout vers le grand cul-de-sac. Les intestins sont aussi le siége d'un peu d'inflammation. Le foie et la rate sont sains.

Le rein gauche présente un commencement de suppuration : son tissu est considérablement ramolli, et offre deux bassinets et deux urétères qui, se réunissant vers le tiers inférieur de leur trajet, ne forment plus qu'un canal très dilaté. La place de réunion est remplie de petites pierres triangulaires et d'une plus grosse de forme différente. Le rein droit est sain et ne présente qu'un urétère qui l'est également.

La vessie est tout-à-fait revenue sur elle-même, elle

est contractée sur la pierre, et ne présente qu'un peu d'inflammation produite par la présence de ce corps étranger. On n'en a broyé qu'un morceau à l'une de ses extrémités ; le reste de sa surface offre diverses coches qui ont été faites par l'instrument.

La prostate est dans des conditions normales ; le canal de l'urètre ne présente aucune altération, sinon à l'extrémité un peu derrière la fosse naviculaire, où l'on trouve deux incisions symétriques et qui se correspondent. On pense qu'elles sont dues à un fragment à bords tranchans, sorti la veille de la mort, et qui aura séjourné là pendant quelque temps.

RÉFLEXIONS.

Le malade a été soumis à la lithotritie, et il est mort. Quelle en est la cause ? J'ai suivi le malade pendant toutes les séances, dans l'intervalle des séances, pendant son dernier accès de fièvre, et j'ai assisté à l'autopsie : par conséquent je crois être en état d'en juger. Évidemment la cause de la mort est sa folie, qui s'est déclarée enfin dans son dernier accès par la monomanie homicide. Il voulait se jeter par la fenêtre, se noyer dans le bain ; on l'empêchait : il se décida donc à se donner la mort par la faim, et il ne mangea et ne but rien pendant huit jours. La lithotritie peut-elle guérir de le folie ? Personne ne l'a prétendu, je crois ; mais enfin chacun peut juger comme bon lui semble : du moins c'est là mon opinion sur la cause de la mort de M. Seigneuret.

Je laisse cette question pour parler d'une autre. On a trouvé dans la réunion des uretères du côté gauche de petites pierres : si le malade avait été guéri de la pierre qu'il portait dans la vessie, n'aurait-il pu avoir peu de temps après d'autres pierres vésicales, et n'aurait-on pas dit alors, comme on l'a fait déjà souvent, que la cause en est à la lithotritie, qu'on a laissé des fragmens, etc.? Ainsi je pense que dans des cas de récidive, qui arrivent pourtant aussi après la taille, il ne faut pas se presser de dire que la cause en est à la lithotritie, car on a laissé des fragmens.

ONZIÈME OBSERVATION.

M. l'abbé LANDRY, lithotritié par M. LEROY D'ÉTIOLES.

Ce malade, âgé de 77 ans, était d'une constitution robuste et d'un grand embonpoint. Depuis deux ans, il accusait les douleurs de la vessie et éprouvait des symptômes de calcul.

M. Leroy constata l'existence de plusieurs calculs, mais un accès de goutte obligea de remettre l'opération pendant plus d'une semaine et demie. Cet accès passé, on procéda à l'opération.

La *première séance* eut lieu le 7 août, elle dura quatre minutes; les pierres et les fragmens furent brisées dans les diamètres de 6, 10, 6, 8 et 5 lignes. Après cette séance, le malade rendit beaucoup de fragmens; il sentait de l'allégement dans la vessie, et souffrait peu.

La *seconde séance* eut lieu le 10 août, elle dura cinq minutes; les calculs étaient broyés dans les diamètres de 7, 6, 4, 9, 6, 3 et 3 lignes.

Le 13 août, le malade éprouva des douleurs dans l'oreille gauche; son médecin lui conseilla des sangsues, mais il ne voulut pas les faire mettre.

Le 15 il survint une attaque d'apoplexie, qui fut suivie de frisson et de tremblement; le côté droit du malade fut privé de mouvement, et il ne pouvait plus parler distinctement. On lui appliqua des sangsues aux parois mastoïdes, et on employa d'autres moyens, mais tout fut inutile , le malade s'affaissait de jour en jour, et il est mort le 22 août, probablement par un épanchement dans le cerveau.

RÉFLEXIONS.

La lithotritie n'a point causé la mort de ce malade ; car l'apoplexie est bien suffisante pour expliquer la cause de son décès.

TAILLE.

—

PREMIÈRE OBSERVATION.

M. Bertin taillé par M. Souberbielle. (Extrait de
la *Lancette française*, n° 65.)

Taille sus-pubienne chez un vieillard de 72 ans;
mort 48 heures après l'opération.

M. Bertin de Paris, âgé de 72 ans, ayant rendu
plusieurs fois des graviers, avait commencé à souffrir
il y a quinze ou dix-huit mois, et encore n'était-ce
qu'après une marche forcée; parfois les urines étaient
teintes de sang; l'émission en devenait de plus en plus
fréquente et involontaire, non-seulement la nuit,
pendant le sommeil, mais encore pendant le jour; elles
déposaient au fond du vase un massif de mucosités
puriformes, fétides, bourbeuses et d'une odeur ammo-
niacale insupportable.

Un mois avant l'opération, il a seulement réclamé
les soins de l'art; il vaquait à ses occupations de te-
neur de livres. Le cathétérisme fut pratiqué, et ne présenta d'autre difficulté que l'arrêt de la sonde par le
calcul; elle s'engagea très peu avant dans la vessie; du
reste, le choc de la sonde annonçait un corps étranger de volume considérable; les urines après le cathétérisme étaient colorées de sang, et plus vives, plus
douloureuses qu'auparavant.

Le lendemain il éprouva un malaise général, accompagné de frissonnemens ; le pouls devint fébrile, et il perdit de suite l'appétit.

Cet état a persisté huit ou dix jours ; l'appétit s'est ensuite insensiblement rétabli ; du reste, les digestions étaient bonnes. La langue, qui était sèche et rougeâtre, s'humecta ; la soif, d'abord vive, diminua , et le malaise se dissipa entièrement.

Quinze jours s'étaient écoulés lorsque l'opération fut pratiquée ; mais la nuit qui la précéda le malade s'étant déplacé d'un quartier à un autre , et ayant fait ce trajet partie à pied et partie en omnibus, il souffrit davantage, éprouva de la soif; la langue se sécha. Cependant le matin il était mieux, et fit le chemin à pied de la rue de la Harpe à l'hospice. D'après toutes ces circonstances , rien ne contre-indiquait l'opération ; elle fut pratiquée le 19, et ne fut suivie d'aucun accident : le calcul pesait 4 onces 1 gros 1/2. Le matin il n'y avait pas de fièvre, rien qui annonçât l'orage qui se préparait. Le ventre était indolore, la langue un peu sèche; ni tuméfaction , ni gonflement dans le voisinage de la plaie ; les urines étaient abondantes et complètement sorties par le syphon : tout faisait espérer un succès.

Cette situation favorable ne changea qu'au moment où on vint chercher un malade près de lui pour lui amputer le bras. Il plaignit beaucoup cet homme, et dit qu'il allait prier pour lui. Les douleurs qu'il allait subir lui rappelaient peut-être les siennes. Peu après, un étudiant en médecine , malade près de lui, et un autre malade de la même salle s'aperçurent que ses idées se dérangeaient, qu'il divaguait; agitation; cet état augmenta dans la nuit, et il succomba le lendemain à sept heures du matin.

A l'ouverture du corps, on n'a pas trouvé de cause matérielle de mort. L'état du cerveau, des organes respiratoires, des organes digestifs, n'expliquait pas ce résultat; le péritoine intact n'offrait aucune trace d'inflammation. La muqueuse vésicale était rouge et violacée, ses viscosités très développées : elle était visiblement le siége d'une inflammation ancienne. Les reins offraient des traces de phlegmasie chronique. Du reste, le tissu cellulaire du petit bassin n'était le siége d'aucune infiltration urineuse, ni d'aucune inflammation.

L'absence de lésions matérielles qui pussent expliquer la mort confirme l'opinion qu'a émise à sa clinique M. le professeur Cloquet, que cet homme avait succombé par suite de l'influence qui, soit dans la ville, soit spécialement à l'hospice clinique, a déterminé un assez grand nombre d'affections typhoïdes; et cette opinion est appuyée par la consistance gélatiniforme du sang, sa couleur violacée par l'état de congestion passive, une sorte d'imbibition sanguine des parties déclives, des poumons, etc.

Il est évident, d'après ce qui précède, que la lithotomie a été la cause déterminante de la mort, en tant qu'opération chirurgicale et comme l'aurait fait toute autre de même nature, et non pas spécialement comme opération de taille, puisqu'elle n'a déterminé aucun des accidens qui la compliquent quelquefois.

RÉFLEXIONS.

Le malade, mort 48 heures après, n'est pas mort de l'opération, mais d'une affection typhoïde. Superbe explication ! Que chacun en pense ce qu'il voudra et y croie comme bon lui semble, mais, pour moi, je dis tout simplement que c'est l'opération qui l'a fait mourir; il est inutile de m'expliquer davantage et de le prouver : c'est trop manifeste.

SECONDE OBSERVATION.

Guillard (non adulte), opéré par M. Sanson, au moyen
de la taille hypogastrique, à l'Hôtel-Dieu.

Pierre-Adolphe Guillard, âgé de 17 ans 1/2, est très
peu développé pour son âge. Dès l'âge de quatre
ans il commença à souffrir des symptômes de la pierre.
A huit ans il éprouvait des douleurs, surtout dans le
bout de la verge, et de la difficulté à uriner. Enfin
avant l'entrée à l'hôpital, pendant neuf mois les souffrances étaient continues. Le 5 mai il entra à l'hôpital,
où l'on reconnut l'existence de la pierre; mais on ne
put point procéder à l'opération à cause des abcès dans
les bourses et le périnée qui lui survinrent pendant
son séjour dans cet établissement. Après qu'il en fut
guéri, à la fin du mois de juillet, on essaya trois fois
de lui faire la taille, mais l'opération était impossible,
car dès qu'on introduisait une sonde à dard dans la
vessie, le malade se contractait et se raidissait tellement, qu'il ne fallait pas même penser à lui faire
l'opération.

Le 6 août, M. Sanson est enfin parvenu à lui faire la
taille hypogastrique. Mais l'opération était difficile,
laborieuse et longue ; elle dura 28 minutes, car il fallait s'arrêter à plusieurs reprises puisque le malade se
contractait presque spasmodiquement, et attendre
jusqu'à ce que le spasme fût un peu diminué. M. Sanson fit l'extraction d'une grosse pierre, et plaça une
mèche dans la plaie.

Le lendemain de l'opération, le malade éprouvait des
douleurs dans le côté droit du bassin. Le surlendemain
on posa encore 15 sangsues, et les douleurs disparu-
rent. La mèche fut laissée dans la plaie pendant quelques jours.

Quinze jours après l'opération, le malade n'urinait déjà plus par l'urètre, une petite quantité d'urine sortait par la plaie : il va très bien à présent et sa guérison est certaine.

Je dois dire ici que M. Sanson a pratiqué l'opération avec beaucoup d'adresse, de prudence et de circonspection ; car c'était une taille très difficile à faire, à cause du spasme dans lequel se trouvait le malade pendant l'opération

TROISIÈME OBSERVATION.

M. Desperières, taillé par M. Souberbielle, dans le mois de juillet 1835.

M. Desperières fils, âgé de 21 ans (rue Monsigny, 8), après avoir été taillé deux fois par le bas appareil, vient de l'être par l'appareil sus-pubien. Cette dernière fois la pierre, inégale et grosse comme une amande, était adhérente (1); le lendemain, de l'opération le malade a été pris de vomissemens de sang, et le troisième jour il est mort.

L'autopsie n'a probablement point été faite, mais je ne sais pourquoi. Je laisse à M. Souberbielle le soin d'expliquer comment ce malade n'est pas mort de l'opération !

(1) Voilà encore une pierre adhérente chez M. Souberbielle !

LITHOTHRITIE TRÈS HEUREUSEMENT ACCOMPLIE EN DEUX SÉANCES PRINCIPALES, AUXQUELLES IL FAUT JOINDRE PLUSIEURS EXTRACTIONS DE PETITS FRAGMENS ARRÊTÉS DANS L'URÈTRE. (Par M. le docteur ROUX.)

Opération faite dans le mois de mai à M. Viault, ancien avoué, frère de mon ami Viault, et demeurant rue St-Florentin, nº 13. C'était ma première lithotritie, et j'ai été doublement satisfait que les choses se soient passées aussi heureusement, tant par rapport à l'exécution que par rapport au résultat.

M. Viault est un homme de 58 à 6o ans, grand, maigre, brun, et, comme son frère, d'une grande impassibilité et d'une grande patience; à peine soupçonnait-il qu'il eût une pierre, bien que son frère eût été lithothritié par Amussat. Lorsqu'il me pria de le sonder, la pierre que je lui trouvai devait avoir quinze à dix-huit lignes de longueur, si j'en juge par la masse de détritus et de fragmens qui furent le produit de deux séances. Je l'avais sondé au mois de mars ou d'avril; nous attendons l'entière cessation du froid. Il eût peut-être consenti à être taillé, mais je lui parlai de lithothritie, parce qu'il me paraissait dans des circonstances favorables. Il me parla de la lui faire, et j'acceptai.

Première séance, en présence de M. Pressat, et aidé par Antoine et le jeune Fleury. Le calcul d'abord brisé avec le jacobson, et plusieurs pièces de fragmens avec l'instrument à pression et percussion. Cette séance dura près d'une demi-heure, tout et s'y passa avec beaucoup de simplicité; mais le malade était fort patient et la vessie fort complaisante. Dans les jours qui suivent, expulsion d'une grande quantité de matières calculeuses pulvérisées et de beaucoup de fragmens dont quelques-uns s'arrêtent dans l'urètre, et doivent être retirés avec une curette ordinaire ou brisée.

Après huit ou dix jours, seconde séance avec la pince d'Heurteloup, pourvue du volan d'Amussat : seulement même phénomène consécutif; un trop gros fragment arrêté dans la fosse naviculaire a nécessité l'agrandissement du méat urinaire.

Entre les deux séances, ou plutôt après la séance, il s'est manifesté au poignet droit un gonflement inflammatoire ayant les apparences d'un rhumatisme articulaire. En était-ce bien un réellement, ou bien la manifestation de cette phlegmasie devait-elle sa cause à l'irritation de l'urètre, avait-elle quelque analogie, quelque rapport d'origine avec les fluxions articulaires qui surviennent si souvent, mais plus particulièrement au genou, dans le cours des blénorrhagies ? après même que la fluxion proprement dite eut cessé, il y eut, pendant un temps assez long, un peu de gonflement et de raideur dans le poignet; l'état général, et surtout l'habitude extérieure du malade avait changé ; mais il s'est rétabli promptement à Boulogne, où il a une maison de campagne.

Vers le 15 de ce mois-ci, septembre, nouvelle manœuvre de broiement pour un fragment assez gros qui était resté dans la vessie. J'ai trouvé cet organe complètement débarrassé.

OPÉRATION DE TAILLE BILATÉRALE,

Faite par M. Sanson, à l'Hôtel-Dieu. — Mort.

Lebacle (Adolphe-Antoine), âgé de 53 ans, cordonnier à Mantes, marié, et ayant plusieurs enfans, entra à l'Hôtel-Dieu le 25 juin 1835 pour une maladie dont les premières douleurs remontaient à l'âge de 5 ans. Il y eut une interruption jusqu'à l'âge de 8 ou 9 ans, époque à laquelle elles reparurent plus vives et plus étendues : puis elles se calmèrent encore. Deux mois avant son entrée, elles augmentèrent beaucoup. Il y eut en outre des ténesmes ; l'excrétion de l'urine était fréquente alors, et leur jet assez faible. Sondé le 3 juillet, on reconnut la présence d'un calcul. Depuis ce moment les douleurs augmentèrent, ce qui n'avait pas lieu avant le cathétérisme, mais ce qui s'explique par le déplacement probable du calcul par la sonde. Devant être soumis à l'opération, le malade demande instamment à ne pas être lithotritié, parce qu'il craint qu'un fragment de calcul ne lui reste dans la vessie. M. Sanson appréciant le cas, indépendamment de la volonté du malade, dit que, quoiqu'il y ait lieu à hésiter entre la taille et la lithotritie, il pencherait néanmoins vers le premier de ces moyens, parce que le calcul est dur, volumineux, qu'il serait difficile à broyer ; qu'il faudrait y revenir plusieurs fois, ce qui rappellerait trop souvent l'irritation à la vessie.

Le malade est un sujet fort, d'une constitution bien conservée, âgé de 33 ans, d'une grande irritabilité et d'un mauvais état moral. Il y a un peu de fièvre et un léger catarrhe vésical. Le calcul est engagé au-devant du col : il est rugueux et très volumineux.

Le 27 juillet le malade subit l'opération. La vessie se trouve à 2 pouces au moins de profondeur. Le lithotome a 20 lignes d'écartement, ce qui est son plus grand diamètre. Les tenettes saisissent avec grand'peine le calcul, dont la sortie s'opère lentemen . Une forte traction est nécessitée par la résistance qu'oppose le volume de la pierre au diamètre de l'ouverture. Le calcul est mural, arrondi, hérissé de petites inégalités. Son plus petit diamètre est de 23 lignes. Sa dureté est extrême : son poids de 4 onces 1 gros et plus.

Le gonflement des lèvres de la plaie et du périnée, ainsi que les douleurs hypogastriques, nécessitent l'application fréquente de sangsues, de bains et de boissons rafraîchissantes. Tous les soins furent infructueux. Le malade succomba le 3 août.

A l'autopsie, la plaie offre une étendue de 25 lignes, mais il y a déchirure dans l'étendue de 2 lignes. il n'y a pas de péritonites. Épanchement couleur chocolat dans le tissu cellulaire du bassin. Suppuration, traces d'infiltration jusqu'au carré des lombes, vessie épaissie, ecchymosée, recouverte d'une sanie purulente. Déchirure de 2 pouces environ qui dépasse les limites de la prostate.

FIN.

9 782013 621823